传统中医理论

徐 潜 主编

吉林文史出版社

图书在版编目（CIP）数据

传统中医理论 / 徐潜主编 . —长春：吉林文史出版社，2013.3（2023.7 重印）
ISBN 978-7-5472-1473-2

Ⅰ.①传… Ⅱ.①徐… Ⅲ.①中医医学基础-通俗读物 Ⅳ.①R22-49

中国版本图书馆 CIP 数据核字（2013）第 062796 号

传统中医理论
CHUANTONG ZHONGYI LILUN

主　　编　徐　潜
副主编　张　克　崔博华
责任编辑　张雅婷
装帧设计　映象视觉
出版发行　吉林文史出版社有限责任公司
地　　址　长春市福祉大路 5788 号
印　　刷　三河市燕春印务有限公司
版　　次　2013 年 3 月第 1 版
印　　次　2023 年 7 月第 4 次印刷
开　　本　720mm×1000mm　1/16
印　　张　12
字　　数　250 千
书　　号　ISBN 978-7-5472-1473-2
定　　价　45.00 元

序　言

　　民族的复兴离不开文化的繁荣，文化的繁荣离不开对既有文化传统的继承和普及。这套《中国文化知识文库》就是基于对中国文化传统的继承和普及而策划的。我们想通过这套图书把具有悠久历史和灿烂辉煌的中国文化展示出来，让具有初中以上文化水平的读者能够全面深入地了解中国的历史和文化，为我们今天振兴民族文化，创新当代文明树立自信心和责任感。

　　其实，中国文化与世界其他各民族的文化一样，都是一个庞大而复杂的"综合体"，是一种长期积淀的文明结晶。就像手心和手背一样，我们今天想要的和不想要的都交融在一起。我们想通过这套书，把那些文化中的闪光点凸现出来，为今天的社会主义精神文明建设提供有价值的营养。做好对传统文化的扬弃是每一个发展中的民族首先要正视的一个课题，我们希望这套文库能在这方面有所作为。

　　在这套以知识点为话题的图书中，我们力争做到图文并茂，介绍全面，语言通俗，雅俗共赏。让它可读、可赏、可藏、可赠。吉林文史出版社做书的准则是"使人崇高，使人聪明"，这也是我们做这套书所遵循的。做得不足之处，也请读者批评指正。

编　者

2012 年 12 月

目 录

中医养生之道

　　"养生"的意思就是保养人的生命，说得雅致一些，"养生"也可以做"颐寿"。"颐"为保养之意，而"寿"则指长寿。顾名思义，"养生"和"颐寿"实际是从两个方面说明了养生保健的目的就是要活得好并且要活得长。生命对每个人来讲都非常宝贵，"长生不老"则成为人们可望而不可及的梦想和追求。这个梦想几乎与人类文明的历史一样悠久，养生文化也成为我国宝贵文化遗产的重要组成部分之一。

一、中医养生文化的起源与发展

"养生"的意思就是保养人的生命，说得雅致一些，"养生"也可以叫做"颐寿"。"颐"为保养之意，而"寿"则指长寿。顾名思义，"养生"和"颐寿"实际是从两个方面说明了养生保健的目的就是要活得好并且要活得长。生命对于每个人来讲都非常宝贵，"长生不老"则成为人们可望而不可及的梦想

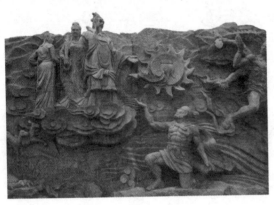

和追求。这个梦想几乎与人类文明的历史一样悠久，养生文化也成为我国宝贵文化遗产的重要组成部分之一。

中华民族历史悠久，源远流长，千百年来在养生方面有许多宝贵的经验。关注并践行中医养生之道，对怡神养性、防病健身具有十分重要的意义。

广义地说，从人类诞生开始，养生作为一种文化现象也就随之问世了。殷商以前，有关于养生文化的记载多来源于一些充满神话色彩的历史传说。如我国传说中的"阴康氏"（阴康氏：女，姓风，名达耳，号阴康氏。中国氏族联盟时代伏羲女娲政权的第六十五任帝。）部落先民由于生活环境潮湿外加过度劳动，很多人都得了"关节不利"的毛病。为了摆脱疾病的困扰，"阴康氏"部落的先民们发明了一种"摔筋骨、动肢节"的养生方法，这种养生方法类似于气功导引。"大禹治水"的故事广为人知，据史料记载，大禹发明了"禹步"，即一种以呼吸运气结合脚步移动的导引养生方法，所以他也应该是一个养生方面的先驱了。夏商时期最著名的养生家要算彭祖了，彭祖原是先秦传说中的仙人，后被道教奉为仙真。根据古代典籍记载，彭祖精于养生，尤善导引行气及饮食调理，相传他历经唐虞夏商等代，活了八百多岁。当然，活到八百多岁的

传统中医理论

说法确实夸张了些。据考证，彭祖实际上是以其命名的一个氏族，这个氏族精于养生，族中长寿之人辈出，并因此而闻名于世，于是逐渐产生彭祖享寿八百这类的传说并流传于后世。

从殷商开始，我国的养生文化有了确切的文字记载。如甲骨文中出现了"沐""浴""寇帚"之类的字样。"沐"指洗头，"浴"指洗身，合在一起就是洗澡之意，强调要重视个人卫生。"寇帚"古时作大扫除讲，即强调要打扫集体卫生。西周时期，养生思想进一步发展，出现了专门掌管周王和贵族阶层饮食的食医及专门主管环境卫生的官员。食医负责调配王室贵族饮食的寒温、滋味、营养等，相当于现代的营养师，而专门主管环境卫生的官员又大致相当于现代的卫生防疫人员。这些养生保健思想出现在我国几千年前的古代，是具有极其先进意义的。

中华养生文化史上的第一个黄金时期要首推春秋战国。这个时期，百家争鸣，学术思想非常活跃。在先秦诸子的学说中，在养生问题上贡献最大的要数儒家和道家。如儒家学说的奠基人孔子主张"知者乐，仁者寿"，并提出了著名的"君子三戒"养生理论，即"君子有三戒：少之时，血气未定，戒之在色；及其壮也，血气方刚，戒之在斗；及其老也，血气既衰，戒之在得"，意思是说君子有三件事要警觉：年轻时，血气尚未稳定，要警觉贪恋女色；壮年时，血气旺盛，要警觉争强好斗；老年时，血气渐衰，应警觉贪得无厌。孔子提出的"三戒"，极为准确地抓住了人在不同年龄段的人性弱点，指出其既失品德、又伤身体的危害性，提醒人们警觉力戒，以善其身。此外孔子还非常重视饮食起居，提出"食不语，寝不言"，即吃饭和睡觉都不要说话，这样才能保证营养的摄入和睡眠的质量。孔子晚年以教书为乐，更是忘怀得失，进入一个能"解脱一切"的状态，并以此自终。孔子一生周游列国，颠沛流离，尽管如此，仍享年 72 岁，在当时，可谓高寿，这与其重视并擅长养生保健关系密切。

老子是道家学派的创始人，同时也是著名的

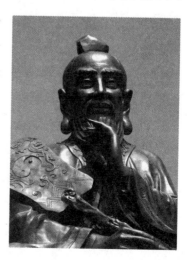

养生理论家和积极的养生实践者。相传老子活到 160 多岁，这与他重视养生以及善于在实践中积累养生的理论和方法是分不开的。他在《道德经》中说："人法地，地法天，天法道，道法自然。"指出人必须遵循地的法则才能生存，土地依赖天象气候的变化才能生万物，天象气候则是依其道即规律而运行，而道就是那些自存的当然，即所谓自然的东西。这是他悟于宇宙之变化，而用于人体养生的原则。提倡人们要顺乎自然之道、适应自然之法，以不养而去养生，也就是顺应自然的养生观。此外，他还提出了"归真返朴""清静无为"的养生理论，这些对指导后世养生都具有积极的意义。

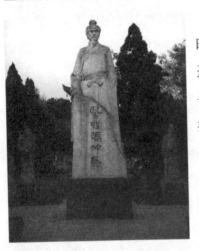

秦汉至隋唐时期，是中华养生文化的鼎盛时期，统治阶级对长生不老之术出现了狂热的追求，如秦始皇曾遣数千童男童女赴蓬莱岛以寻求仙药，汉武帝曾建金茎（大铜柱子）来承接甘露以延年益寿。这些也在一定程度上促进了养生文化的兴盛。《黄帝内经》是我国现存最古老的医学经典著作，其中记载的养生方法对后世产生了深远影响，引导和带动中医养生日趋走向繁荣，并出现了很多擅长养生之术的医家，如张仲景和华佗等。"医圣"张仲景提出了"内养正气、外慎邪气"的养生经验，提出了预防为主的养生思想。被誉为"外科鼻祖"的华佗则根据古代的导引法，创立了著名的"五禽戏"，开创了后世体育疗法的先河。孙思邈，被称为药王孙天医，是我国古代著名的医生，也是运动养生的实践家。他总结出养生十三法，包括如：发常梳、目常运、齿常叩、耳常鼓、头常摇、腰常摆、腹常揉、脚常搓等，这些养生方法皆具有简单易学、效果显著的特点。

两宋、金元时期，中医学出现了流派纷呈的局面，涌现了以金元四大家（指金、元时代医学上的四大学派，其代表有刘完素、张从正、李杲、朱震亨）为代表的一批养生家。同时由于宋代皇帝狂热崇尚道教，使得道教宗派迅速繁衍，出现了以邱处机等为代表的一批著名道教养生家。

明清时期，中国养生文化得到了飞速发展和广泛传播，当时我国人口的平均寿命也因此得以显著提高。仅以《中国医学人名志》记载的医学家寿命为例就可以看出这一点，书中记载的 80 岁以上的高龄医学家共有 107 人，而单单明代就占 86 人。

　　解放初期我国人口平均寿命为 40 多岁，2002 年就达到了 70 岁，解放后五十多年来我国平均寿命增加了 30 余岁，进步可谓巨大，但仍然具有很大的潜力。如何进一步健康长寿，是当前人类共同关注的热点问题。科学家认为，动物的寿命一般为生长期的 5—7 倍。人类的成熟期为 20—25 岁，因此，人类的正常寿命应该是 100—175 岁。"七十古来稀"的观点已经过时，人活百岁不是梦，120 岁也并不是高不可攀。遵照科学的生活方式，实施有效的预防保健则是实现健康长寿的关键。蕴育并生长在古老的神州大地上的中医养生学与中国长寿民俗具有同样的文化基元，有人将这种民俗称为中国的"长寿文化"。沿着本民族传统文化的思路，继承和发展这门"长寿文化"，是具有深远意义并造福子孙后代的大事情。

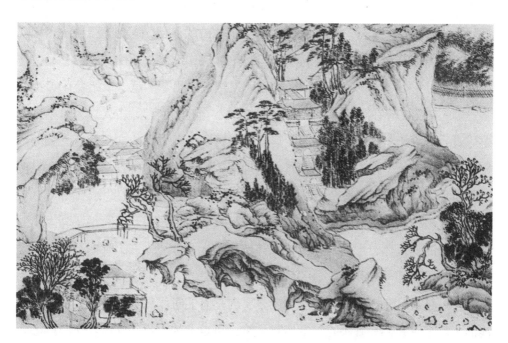

中医养生之道

二、情志养生

　　重视调养精神，是中国养生知识中最具有文化韵味的一个部分。古人认为我们人体是否能够健康长寿，与平时是否重视精神调养有着极其密切的关系。

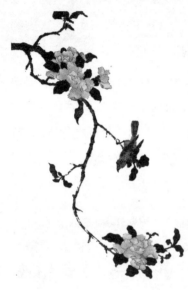

　　中医情志养生的内容十分丰富，总的原则是"养神为本"。具体来说，指的是人一方面要知足常乐、清心寡欲；另一方面也要发奋自强，提高思想道德修养，培养高雅的情趣爱好，并保持豁达平和的健康心态。

　　"养神"又称为"养心"。这是因为在中医藏象（"藏"，指藏于体内的脏腑组织器官；"象"，是指表现于外的生理、病理现象。所谓藏象，即指藏于体内的脏器及其表现于外的生理、病理现象。）学说中，心的生理功能之一就是"藏神"，所以把人的思想活动、情绪变化等都归结为心的功能。心在《黄帝内经》中被比喻成"君主之官"，古人认为君主是真龙化身，地位是至高无上的，因此只有君主贤明，其下属的文武百官、黎民百姓才能安居乐业。把心的作用和君主的地位相提并论，可见养心的重要性。正是因为心和神之间的关系密切，所以说用心必须适度，用心过度则会伤神。

　　以上是心和神的关系，那么形神之间又有什么关系呢？中医学认为人是形体和精神的复合体，形是神的藏舍，神是形的生命体现。三国时期著名的文学家嵇康曾经举例子来解释这一关系：我们有的时候为了能够出汗，要吃发汗的药物，可是有时汗还不一定能够发出来，但是有的时候精神一紧张，汗却会淋漓而下。平时我们一餐不吃，会感觉到饿，可是参加服丧，就可以伤心得七天七夜都不吃东西。没有事情做的时候，就会昏昏欲睡，心里有事却可以一夜无眠。嵇康举这些例子，就是要说明形体和精神的密切关系，我们的形要受神的支配，神乱则形亦乱，所以想要身体健康，就必须重视精神调养。

如何调摄情志，中医将人的情志活动归纳为喜、怒、忧、思、悲、恐、惊"七情"。"七情"的变化既可以改变人的行为活动方式，又可以改变人的脏腑机能状态，从而导致人体生理变化。因此，中医养生主张形神俱养，首重养神，即所谓"得神者昌，失神者亡"。《黄帝内经》说"静则神藏，躁则神亡"，故调神摄生，首贵静养，即使人的精神情志活动保持在淡泊宁静的状态，做到摒除杂念，内无所蓄，外无所逐。这种状态，最有利于防病祛疾，抗衰防老，益寿延年。但是，清静养神的方法，并不是要人无知无欲，也不是叫人过度地压抑思想或毫无精神寄托的闲散空虚，而是主张专心致志、精神静谧，"寡言语以养气，寡思虑以养神"。

人有各种各样的情绪，这是人对外界刺激的反应。生活中难免产生这样或那样不良的情绪，所以调摄情志关键在于要善于控制和调节情绪。常用的方法主要有：以情制情法、移情法、升华超脱法、暗示法、开导法、节制法、疏泄法等。

以情制情法，即中医根据情志及五脏间存在的五行生克的原理，用互相制约的情志来转移或干扰原来对机体有害的情志，借以达到协调情志的目的。如喜伤心者，以恐胜之；思伤脾者，以怒胜之；悲伤肺者，以喜胜之；恐伤肾者，以思胜之；怒伤肝者，以悲胜之等。

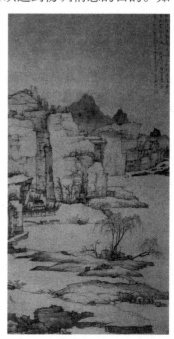

移情法，即通过一定的方法和措施转移人的情绪，以解脱不良情绪刺激的方法。如琴棋书画移情法。养生学家认为，"七情之病者，看书解闷，听曲消愁，有胜于服药者"。还有运动移情法。当思虑过度、心情不快时，应外出旅游或锻炼，让山清水秀的环境调节消极的情绪，以舒畅情怀，忘却烦恼。

升华超脱法，是用理智战胜不良情绪的干扰，并投身到事业中去，也就是人们常说的化悲痛为力量。最典型的例证就是西汉司马迁因罪下狱，惨遭

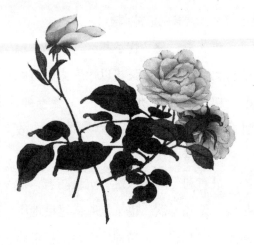

腐刑，但他以坚强不屈的精神全心投入到《史记》的撰写之中，把身心创伤的不良刺激转变为奋发向上的积极行动。

暗示法，一般多采用语言暗示，也可采用手势、表情等。暗示不仅影响人的心理与行为，而且能够影响人体的生理机能。《三国演义》里"望梅止渴"的故事，就是暗示法的典型。

开导法，是以解释、鼓励、安慰、劝勉的方法解除患者思想顾虑，提高战胜病痛的信心，从而配合治疗，促进康复。因此心理咨询师已经成为越来越热门的职业。

节制法，古人说："欲有情，情有节，至人修养以止欲，故不过行其情也。"这里讲的就是节制法。也就是通过节制调和情感，防止七情过激，从而达到心理平衡的目的。

疏泄法，俗话说，"不如人意常八九，如人之意一二分"，人的一生中，处于逆境的时间大多多于处于顺境的时间，身处逆境之时，不能郁闷在心，应一吐为快，正所谓"郁而发之"。疏泄法有很多，如可找朋友解闷聊天，甚至大哭一场也可以发泄和缓解情绪。

三、日常养生

日常养生是指人们平时生活中的护理、保养方法，主要包括衣、食、住、行等方面。这几方面调护得好坏，一方面可以影响到人们的健康和工作，另一方面还可延缓或加剧人的衰老过程。

衣。在衣着方面人们应该顺应自然，按照季节及天气变化情况及时增减衣物，同时要注意衣服的质地、宽紧、厚薄及颜色，要做到既合于体，又合于天。

衣服要适时更换。春天，天气渐暖，但大地尤寒，温差变化较大，此时不宜马上减少衣物，而应根据天气情况逐渐减衣，即所谓的"春捂"。夏天，天气炎热，衣着的颜色以吸收热能量较弱的浅色为佳，此外不要因为气温高而过多地裸露身体，这样做非常容易被夏季强烈的紫外线伤害皮肤，另一方面胸背部受凉还容易引发多种疾病，所以夏季衣着清凉当头，也要注意身体健康。另外，夏天人们出汗较多，汗湿的衣服要及时更换，以防着凉、受风。秋季，气温渐低，天气虽转凉，但是夏季余热未尽，此时不宜过早、过多地增加衣物，要使人体逐渐适应外界的气温变化，增强抗病能力，也就是人们常说的"秋冻"。冬天，天寒地冻，衣着要注意保暖，颜色也要以吸热性较好的深色为佳。现在，人们都追求时尚，在以瘦为美的当今社会，越来越多的人为了追求美丽而甘愿受冻，但是这样做的后果却很严重。在年轻的时候由于身体素质好，阳气充盛可能还没感觉出来，等年龄大了，关节炎、肩周炎等病痛就会找上来，到时后悔莫及。另外，随着社会的进步，取暖措施越来越好，常常是外面冰天雪地，而室内却温暖如春，这种情况下，由于室内外温差较大，如果不能及时增减衣物，极易引起疾病的发生。

衣物大小要适体，过于宽松的衣物容易四处透

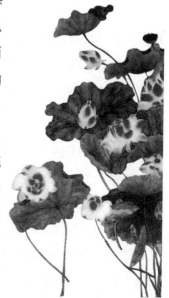

风，而过紧则会使血脉不通而影响健康。现在很多女性朋友为了追求形体美，常穿塑形的内衣，这种内衣穿上可以使胸部更坚挺、腰部更纤细、腹部更平坦，但是长期穿着塑身衣的负面影响也是非常严重的，如可以影响脾胃的功能导致

消化不良；由于呼吸困难可导致人体缺氧，出现恶心、呕吐、头晕等；而且过紧的胸罩还可以使乳房发育不良，产后妇女则可引起少乳等症。

另外，衣服的质地也很重要，尤其是内衣裤，要选择质地柔软、吸水性强，透气性良好，颜色浅淡不掉色的为佳，纯棉内衣是最佳的选择。在五行学说中，自然界的青、赤、黄、白、黑五色分别对应着人体的肝、心、脾、肺、肾五脏，因此衣物的颜色可以调性情益五脏，如红色入心经，因此心气弱之人宜穿，可以使人兴奋，而易怒之人则不宜穿等。对于身体功能正常的人则应该多种颜色的衣物搭配穿戴。

食。民以食为天，人要依靠饮食来维持生命，饮食得当，则可防病健身，饮食不当则疾病就会攻身。

在五千年的历史长河中，中医饮食养生逐渐形成了自己的特色，特色之一是讲究及早食养。祖国医学认为，脾胃是人体的后天之本，故倡导饮食养生即食养要尽早进行；特色之二是强调食养关键在于饮食有节，节制饮食的要点在于"简、少、俭、谨、忌"五字。即饮食品种要恰当合理，进食量不宜过饱，每餐所进肉食不宜品类繁多，要养成良好的饮食习惯，讲究卫生、食不过饱、未饱先止、饮不过多，并慎戒夜饮等；特色之三为先食疗、后药饵。"食疗"和"药膳"常相提并论，两者的概念常被人混淆，但两者之间既有区别，又有联系。通俗点说"食疗"不加药物，而"药膳"是食物加药物，但它不是食物与中药的简单相加，而是在中医辨证配膳的理论指导下，由药物、食物和调料三者精制而成的一种既有药物功效，又有食品美味，用以防病治病、强身益寿的特殊食品。药膳食疗在祛病延年方面有利且可长期使用，尤其对于老年人，

传统中医理论

由于其五脏衰弱，脾胃运化功能减退，故以饮食调治更易取得单纯药物治疗所难获及的功效；特色之四是掌握进食多讲究"早食常宜早，晚食不宜迟，夜食反多损"的原则，即食宜细嚼慢咽，且忌狼吞虎咽，对腐败、油腻、粘硬难消的饮食宜少进，饮食要寒温适中；而用饭的时间为早饭不宜过晚，晚饭时间则不宜过迟，夜宵要尽量避免。

《内经》里讲："五谷为养，五果为助，五畜为益，五菜为充。"五谷就是稻米、小麦、玉米、小米和黄米，我们可以把这类食物统称为五谷杂粮；"五果"包括桃、李、栗、杏、枣之类；"五畜"就是各种肉类，如猪肉、羊肉、狗肉、鸡肉等；"五菜"指各式各样的蔬菜。五谷养命，五果帮助消化，五畜起补益作用，五菜则起补充作用。我们日常生活中应该做到饮食平衡、膳食搭配合理，才能达到益寿延年的目的。

住。早在远古时代，我们的祖先为了抵御野兽的侵害开始"搭巢而居"。到了周代，房室的功能有了明显的改变，从单纯的躲避野兽发展到可以遮风挡雨。随着人类智慧的积累和提高，人们对居住环境的要求也在逐步增加，越来越注意到居住环境对于健康的重要性，在居室、水源、美化环境、个人卫生、集体卫生以及灭虫除害等方面，总结出了许多有利于养生的经验，有许多风俗习惯也随之流传下来，对于人们保持健康、防御疾病起到了切实有效的作用。

从居室规格来看，首先讲究要宜高不宜低。《黄帝内经》在总结环境对人体健康与长寿的影响时指出，"高者其气寿，低者其气夭"，说明住地势高的人多长寿，而住地势低的人多早夭。虽然人们对所居住的地区很难具有选择性，但在同一地区对住宅的高低却可以选择。清气常居高处，浊气常留低处，低处湿气偏重，所以一般住房，离地最低也要二十公分左右。如果有条件，选择楼上作为居室则更加有利于排除湿气。其次，房屋大小要适中，明暗要相间。现在人们买房子，很多都喜欢买大房子，但是在中国古代，房屋的大小是有讲究

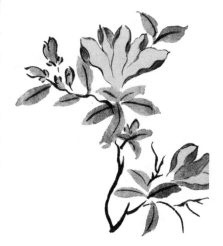

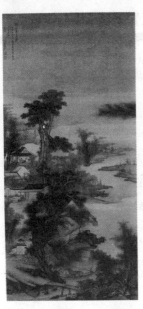

的。古人认为客厅可以是大的，但卧室不宜大，因为卧室的大小和人体之气密切相关，如果太大，就会耗气，所以大家如果去故宫，就会发现皇帝住的卧室实际上很小。此外，古人主张不住大房子还有另外一个含义，就是不去培养奢侈、享受的习惯，要多运动。人要经常出去走动，不要总在屋子里呆着，房子再大，也要出去走动才可以。居室的朝向一般以坐北朝南，或坐西朝东为佳。窗户朝南则日照充足，居室朝东，东方为日出生气之方，则宜于养人，特别有益于老年人居住。阳光是人类生存的基本条件，因此居室的采光也非常重要。阳光充足，一则可使室内明亮，二则可以杀菌，但居室也不宜明亮过度，太过明亮则不利于敛神聚气，所以明暗要相间。再有，房屋还要严密，不能透风。中医认为风为百病之长，指的是风邪致病极为广泛，风邪无孔不入，所以居室封闭密实，既可以防止风邪侵入，又可以使尘灰不入，室内空气洁净，有利于人的身心健康。此外室内还要保持适宜的温度和湿度。一般认为夏季室内温度在24℃—26℃比较理想，而冬季则以16℃—18℃为佳，通常在这种情况下，皮肤温度基本上没有变化，机体内外环境能够维持良好的热平衡，使人冬天温暖舒适，夏天清爽凉快。正常的湿度为30%—40%，夏季湿度可以略高为30%—70%，如过于潮湿，空气污浊，不仅家具、衣物会发霉，还会使人气血郁滞而发生感冒、风湿等疾病。另外居室的颜色也很重要，一般认为以浅淡色为佳。

此外，居处环境的好坏对健康至关重要。古代养生家认为应选择一个空气新鲜、风景优美、阳光充足、气候宜人、水源清洁、整洁安宁的自然环境，如山林、海滨、农村、市郊等。科学家们通过调查也发现，凡是长寿之乡，或是宁静秀丽的山庄，或是景色宜人的田园，在这样的环境里生活，可以使人赏心悦目、精神舒畅、体魄健壮，故适合颐养天年。许多僧侣遁世隐居山林之中，往往终其天年，获得高寿。能够选择适宜的居处环境自然很好，但是由于具体条件的限制，并非所有的人都能自由地进行选择，在这种情况下，改造居处，创造良好的生活环境就显得十分重要。尤其是在城市，随着现代工业的高度发展，各种污染日益严重，给人类健康带来了极大的危害，因此更应重视改造和保护环境。

行。中医历来重视步行养生，人们常说"饭后百步走，活到九十九"。所谓步行养生法，主要包括散步养生和出行两部分内容。散步是最简单、最轻松的运动方式，且受限制的条件很少。散步能使人周身气血畅达，给人轻松愉快的感觉，饭后散步还可以帮助消化。神经衰弱、消化不良、肥胖者最适宜散步运动。但是散步时也有一些注意事项，如：要全身放松，从容和缓，心绪平静；根据体力量力而行，体弱者可选择走走停停、且快且慢的逍遥步；要形式多样，如结伴散步、漫步赏花等；还要注意时间、地点等因素的选择；要持之以恒，不能急功近利。现代人出门常"以车代步"，结果造成身体的运动量减少，各方面的功能及抵抗能力也随之下降。事实上，我们要利用一点一滴的空闲时间，多走路，多爬楼梯来锻炼身体。出行，通俗点说，就是出门，要走出家门。出门不比在家，更要注意自身保养，要合理安排饮食，多饮水，防止"上火"，还要根据天气变化情况及时增减衣物，保证充足的休息和睡眠，最好在睡前用热水泡脚，以缓解外出的疲劳。

衣食住行看似只是我们日常生活中的小事，但是如果我们在日常生活中遵循规律，科学安排饮食起居，照样可保持身体健康，达到延年益寿的目的。

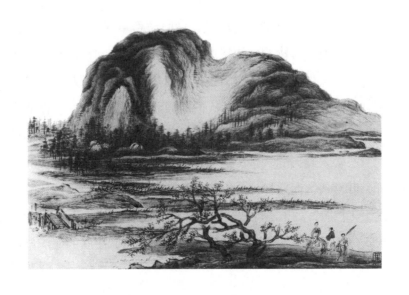

四、四季养生

中医养生除了重视人体正气的培护，还主张人们要顺应四时阴阳的变化。自然界中植物的四季变化非常明显，随处可见，而动物四季变化最明显的要数

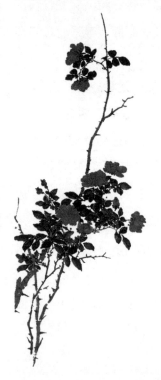

如青蛙、刺猬、狗熊等到了冬季都会冬眠的动物。我们人类和万物共同生活在自然界中，不可避免地也要受到自然界四季变化的影响，因而顺应四时是我们养生防病的根本法则。人要顺从自然界春生、夏长、秋收、冬藏的规律，调理人体内环境的平衡协调，使人与自然融合为一个统一的整体，才能达到祛病延年的目的。

（一）春季养生

《黄帝内经》中说："春三月，此谓发陈。""发陈"，就是阳气萌动，推陈出新的意思。春季，万物向荣，天地间逐渐有了生气，是人体新陈代谢最为活跃的时期，此时"百草回生，百病易发"。我们要顺应春季阳气升发、万物萌生的特点来调摄养生，使自己的精神、情志、气血也能像此时的气候那样舒展畅达。人与自然是一个整体，起居作息也应与日起日落相吻合。此时，我们应该比冬天的时候晚点睡而早点起，以适应春天阳气的升发。早上起床后在室外缓行散步，或做一些动作比较舒缓的运动，如太极拳等，使身心融入春天的气息，这些都有益于健康。中医认为：肝属木，春气内应于肝，肝喜条达而恶抑郁。因此春季要特别注意保持情绪开朗，使情绪与春季升发之气相应，如果不注意情绪的控制和调节，则易导致肝气郁结而发病。

春天天气转暖，我们皮肤血管和毛孔逐渐扩张，皮肤的血流量增加，那么

大脑的供血量就会相应减少，此时大脑会进行保护性的自我调整，减低兴奋性，就会出现困倦的症状，也就是人们常说的"春困"。春困不是什么疾病，因此一般不需要特殊治疗。中医讲究"春夏养阳"，我们可以顺应自然界阳气升发的特点来培养人体的阳气，而春季养阳重在养肝，此时可服用一些补养肝血、疏调气机的中药，如由生地、白芍、当归、枸杞等组成的方剂。另外饮食要均衡，以平补为原则，多吃新鲜蔬菜，少吃酸、辣及油炸类食品，勤喝水、少饮酒。另外，早春仍有冬日余寒，可以多吃些温补阳气的食物，如韭菜、大蒜、洋葱等；晚春暴热袭人，易引起体内郁热而生肝火，或致体内津液外泄，可适当配些清解里热、滋养肝脏、清肝明目的食物，如荞麦、菠菜、芹菜、茄子、黄瓜、蘑菇等；至于新鲜水果，因为酸味入肝经，春季肝气偏旺，若过食酸味则可使肝气太过，而变生他疾，故不宜多吃酸味水果，若需解里热，以吃甘凉的香蕉、生梨之类为好。

另一方面，春天气温渐暖，很多细菌、病毒也复苏了，所以此时要谨防各种传染病。室内要经常通风换气，注意卫生，加强锻炼，还可以预防性服药，在疾病流行期间尽量少去人口密集的公共场所。此外，别忘了我们已经介绍过的"春捂秋冻"的道理，这些都是对养生保健有利的。

(二) 夏季养生

《黄帝内经》中说："夏三月，此谓蕃秀。""蕃秀"，即繁茂秀美，指的是夏季阳热已盛，万物繁茂的状态。夏季，养生者应继续保持稍晚睡早些起的作息习惯，午间可以适当地小憩一下来补充体力。炎热的天气对人的情绪影响非常明显，夏天阳气偏亢，人们容易烦躁，工作学习精力也不容易集中。这时我们要争取做到"吃好、睡好、汗少"，保持情绪的平稳，精神愉快、意气舒畅，人体腠理才宜通。

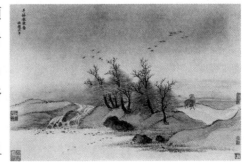

中医认为夏气内应于心，心主血

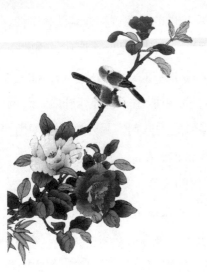

脉，其液为汗。夏季气候炎热，汗出过多，则容易损伤人体的心气，导致胸闷、心慌等心气不足的症状。此时可服用生脉饮，以益气养心，生津止渴，亦可用黄芪、生石膏为方，以补气清暑。夏天一定要多喝水，特别是老年人一定要注意这点。研究表明，老年人体内的水分本来就比年轻人少，在夏季就更容易"脱水"，使血液黏稠，这对于老年人来说无异于"火上浇油"，发生中风的概率自然要增高。此外，夏季还可进食益气生津、清暑解热之品，如绿豆汤或绿豆粳米粥，也可喝一些绿茶、菊花茶等，以消阳补阴。

夏季要防热，也要防"冷"。夏季天热，冷饮热销，有人图一时痛快，大量食用冷饮，很快就会出现胃痛、腹疼、大便溏泻等症状，如果长期有这样的习惯还会导致胃病。还有"空调病"也是夏季的常见病，天气炎热，很多人长期处于空调房里，晚上睡觉也喜欢一直开着空调，但是长期吹空调会引发多种疾病和不适症状，如腹痛、胃痛、大便溏泻、四肢酸痛、伤风感冒等。

民间还有句谚语："冬吃萝卜夏吃姜，不用医生开药方。"这是人们长期以来的经验总结。现代医学研究发现，姜中含有多种芳香性的挥发油、姜辣素等，所以在炎热时节有兴奋、排汗降温、提神等作用，可缓解疲劳、失眠、腹胀、腹痛等症状。夏季人们往往没有食欲，此时如果在吃饭时食用几片生姜，可以起到健胃增进食欲的作用。

（三）秋季养生

《黄帝内经》中说："秋三月，此谓容平。""容平"，指秋季万物成熟，形态平定不再生长的自然景象。立秋之后，天气渐凉，开始进入"阳消阴长"的过渡阶段。此时宜早睡早起以收敛阳气，同时秋季主收，要收敛自己的神气，不使神志外驰，以缓和秋天肃杀之气对人体的不利影响。秋季运动健身同样应遵循适度有时的原则，运动量不宜过大，当周身微热，尚未汗出时即可停止，以保证阴精内敛，不使阳气外耗。

和春季相反，春要捂，而秋就要冻了。"秋冻"有助于提高人体的耐寒能力，为即将到来的冬季打好基础。但是要注意老人、小孩以及身体虚弱者，由于身体抵抗力差，容易受凉，所以当秋季冷风吹来时，应适当加一些衣服以抵御寒凉的侵袭，不要盲目地遵循"秋冻"。

秋气主燥内应于肺。秋高气爽，湿气减少，气候变燥。树木因此而枯黄落叶，保持津液以养护自身，等待冬天的到来。我们人体也要将津精收敛，以养内脏。此时适宜吃些养阴润燥、滋阴润肺的食物。尤其是老年人，由于津液不足，容易出现肺燥伤津、口鼻干燥、皮肤干燥等症状，更应在饮食方面进行调节，多食用滋润的食物，多喝粥，如百合粥、杏仁粥、贝母粥等。秋天的时候，大家还应该吃点秋梨膏，可以生津止渴、润肺止咳，有助于人体的气血从外向内运行，而要少用椒、葱、蒜、姜等辛辣化燥伤津之品。

值得注意的是，秋季尤其是秋末入冬之时，是呼吸道疾病的高发期。此时一方面要注意生活起居，另一方面也要加强锻炼，此外还可以用凉水洗脸，循序渐进地增加人体的抗寒能力，以抵御疾病。

（四）冬季养生

《黄帝内经》中说："冬三月，此谓闭藏。"冬季草木凋零，水寒成冰，许多动物也已入穴冬眠。此时人也应顺应天地闭藏之势，不要过分地扰动阳气，应早睡晚起，待日出而活动。在精神上，要使神志深藏于内，安静自若。中医认为五脏中的肾气通于冬季，而惊恐伤肾，所以在冬天的时候，我们不要有惊慌恐惧感，这样会损伤肾气而不

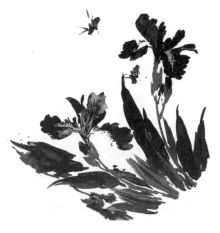

中医养生之道

利于其闭藏。

　　冬季有人会犯一个错误，就是由于外界寒冷而将暖气开得太热，以致出汗，这其实是违背自然规律的。冬天，人和植物一样都要藏，植物的营养物质都跑到了根部（这就是为什么根茎类的中药材都要在冬季采挖的原因），人的气血也要收藏于肾。这时候如果环境太热，气血上浮外泄，精血就不能很好地储藏，尤其老年人，本来就肾精不足，出汗气血更易外泄，则更易感受外邪。此外，如果室内温度过高，和外界温差过大，人们离开温暖的环境，接触外界的寒冷，则更易导致疾病的发生。

　　冬季万物生机潜伏，正是人体"养藏"的最好时刻。俗话说"冬季进补"，也就是这个道理。肾藏精，冬气应于肾，我们可顺势而为，适当地补养肾精。女性可服用一些补肾养血之品，如阿胶、当归、枸杞等，特别是更年期的妇女，

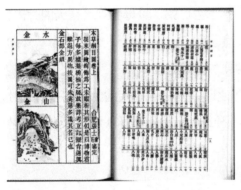

在冬季更要重视补养肾精。男性肾气弱者，冬季可服鹿茸、枸杞、核桃等，也可服用一些成药如桂附地黄丸、六味地黄丸等。这个季节可以多吃点羊肉，《本草纲目》记载，羊肉有益精气、疗虚劳、补肺肾气、养心肺、解热毒、润皮肤之效，是营养价值很高的食材，对

于患肺结核、气管炎、哮喘、贫血的人特别有益。羊肉和萝卜熬汤极具营养价值，羊肉温补，萝卜健脾理气，合用则补而不腻、补而不滞。但同时也要提醒大家，补养肾精的药虽好、羊肉虽然好吃，但也不是百无禁忌，凡患急、慢性上呼吸道感染或内有宿热者均应忌服。还是那句话，"冬吃萝卜夏吃姜，不用医生开药方"。我国明代著名的医学家李时珍对萝卜也极力推崇，主张每餐必食，他在《本草纲目》中提到：萝卜能"消谷和中、祛邪热气"。萝卜具特有辣味，生食可消食、健胃助消化，增加食欲，吃肉类等油腻食物后吃生萝卜可解腻爽口，使脘腹舒坦。此外，萝卜含有较多膳食纤维，可增加粪便体积，促进肠胃蠕动，保持大便畅通，使人体较少吸收废弃物中的有毒和致癌物质，可以预防肠癌的发生。值得一提的是，人们在吃萝卜时总是习惯把萝卜皮削掉，殊

不知萝卜中所含的钙有 98%在皮内，所以萝卜最好带皮吃。此外，还要注意固护中焦脾胃，脾胃健运，身体才能更好地消化吸收各种滋补品，才能有利于人体冬季的藏精。

　　另外有两个节气大家也要特别注意：一个是冬至，一个就是夏至。冬至和夏至这两个时间，在一年里面起到什么样的作用呢？冬至，第一个特点就是太阳到了最南边了，是一年中日照时间最短的时候，第二个特点就是阳气开始出生了，所以大家说冬至亦阳生；夏至则是一年中日照时间最长也是阴气开始生的时候。这两个时间，阴阳都处在极度交替的时刻，人们尤其是中老年人，会出现很多不舒服的感觉，这也是一年中死亡率较高的时间。所以这两个节气的前后几天，大家要尽量减少活动量，因为"劳则气耗"，此时阳气和阴气都是刚刚出生，还很弱小，最易耗散。

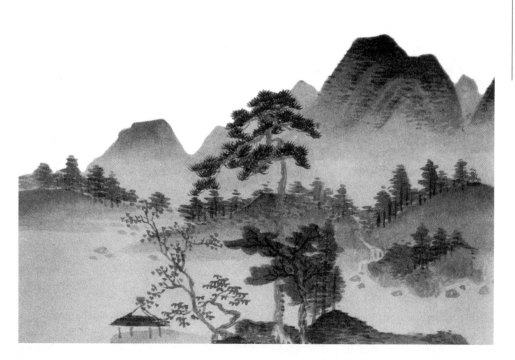

五、运动养生

运用传统的体育运动方式进行锻炼，达到增强体质、益寿延年的目的，这种养生方法称为运动养生，又称为传统健身术。动则不定是中华民族养生健身的传统观点，早在数千年以前，体育运动就已经被作为健身、防病的重要手段之一。现代科学研究同样证明，经常而适度的进行体育锻炼，对机体有很多好处。如：可促进血液循环，有助于保持旺盛的精力和稳定的情绪；促进胃肠蠕动，防止食物在消化道中滞留，有利于消化吸收；可提高机体的免疫机能等。正因为如此，勤运动、常锻炼，已成为广大人民健身防病的重要措施之一。

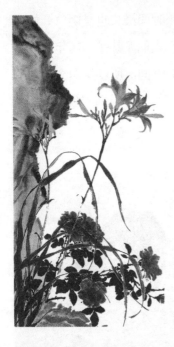

传统的运动养生法是我国劳动人民智慧的结晶。千百年来，人们在养生实践中总结出许多宝贵的经验，使运动养生不断得到充实和发展，形成了融导引、气功、武术、医理为一体的具有中华民族特色的养生方法，这里主要以导引、五禽戏、武术、舞蹈为例，为大家介绍一些运动养生常用的方法。

（一）导引

亦作"道引"。古人是这样解释导引的，"导气令和，引体令柔"。翻译成白话文就是说，"导"是引导体内之气使之趋于平和，"引"是伸展身躯肢体使之柔韧有力。通俗点说，导引就是古代的一种养生术，指呼吸吐纳、屈伸俯仰、活动关节，它也是古代的一种健身方法，相当于现在的气功或体育疗法。

导引术起源于上古，早在春秋战国时期就已经非常流行。长沙马王堆汉墓

（左侧竖排）传统中医理论

出土的帛画，是现存世界上最早的导引图谱。图谱共绘有44个各种人物的导引图式，男、女、老、幼均有，或着衣，或裸背，均为工笔彩绘。其术式除个别人像做器械运动外，其余多为徒手操练，图旁注有术式名。使用者"皆可按图视像，随疾所在，行气导引，以意排除之"。即教导人们，按照图画上面的形象，根据疾病的部位，模仿图中人像的动作，行气导引，集中精力祛除疾病。

古人创造、从事导引的目的很明确：一则为了强身健体、预防疾病的产生；二则是治疗各种已经确诊的疾病。导引的动作虽然表现在外部，但却可以治疗身体内部的疾病。这是为什么呢？古人认为人的肢体关节本来就必须依靠活动才能发挥它的作用，而人体的经脉气血，也必须宣畅流通才能保持正常的功能。所以，导引通过肢体的活动，可以使气血流通，身体畅快调和。古代的导引方法很多，也有一定规律可循，多是呼吸配合肢体运动，大致可分为预备动作、主体动作、收功动作等。导引要讲究适可而止，以活动至微微出汗为宜，不能使人过于疲劳。出汗后，要注意保暖，防止受风着凉。导引的动作千变万化，人们可以根据不同的锻炼需要及不同的疾病选择不同的动作，我们日常生活中，如果身体某一处出现了疾病，也可以在患处多做运动，能够起到治疗的作用。

（二）五禽戏

又称"五禽操""五禽气功"，是中国民间广为流传的、也是流传时间最长的健身方法之一，属于导引术中的一种，因其主要是模仿各种生物的动作来进行导引，故也有人将其称为"仿生导引"。相传五禽戏是汉代名医华佗发明的，《汉书·华佗传》中引用华佗的话："吾有一术，名五禽之戏。一曰虎，二曰鹿，三曰熊，四曰猿，五曰鸟。亦以除疾，兼利蹄足，以当导引。体有不快，起作一禽之戏，怡而汗出，因以著粉，

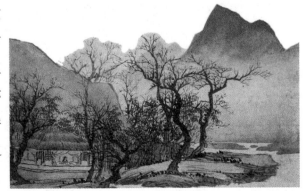

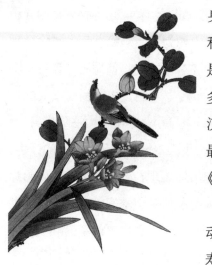

身体轻便而欲食。"这里华佗将五禽戏的功法和功效进行了一番介绍。但也有人认为华佗只是五禽戏的整理改编者，在汉代以前已经有许多类似的健身方法，如我们刚刚提到的马王堆汉墓出土的导引图就有与五禽戏相近的术式。最早记载"五禽戏"的书目则是梁朝陶弘景的《养性延命录》。

五禽戏，是模仿虎、鹿、熊、猿、鹤五种动物的动作而创编的一套防病、治病、延年益寿的医疗气功。这些动作有的像动物在飞翔，有的像动物在奔跑，有的像动物在攀援，是一种动静兼备、刚柔并济、内外兼练的仿生功法。练五禽戏时要做到：全身放松，意守丹田，呼吸均匀，形神合一。练熊戏时要在沉稳之中寓有轻灵，将其剽悍之性表现出来；练虎戏时要表现出威武勇猛的神态，柔中有刚，刚中有柔；练猿戏时要仿效猿敏捷灵活之性；练鹿戏时要体现其静谧恬然之态；练鹤戏时要表现其展翅凌云之势，方可融形神为一体。常练五禽之戏，可活动腰肢关节，壮腰健肾，疏肝健脾，补益心肺，从而达到祛病延年的目的。

但是非常遗憾的是，五禽戏和华佗的其他著作一样，都没有流传下来，但是其精神却被后世所熟知。后世自创的五禽戏套路姿势甚多，民间还出现了诸如猴拳、螳螂拳一类的仿生拳种，还有大雁气功一类的仿生气功。将肢体的动作与模仿动物的动作结合起来进行锻炼，可以提高运动的趣味性，在运动锻炼的同时，想象着我们人类可爱的朋友——小动物们在嬉戏玩耍，是一件多么惬意又锻炼身心的事情啊。

（三）武术

又称为我国的"国术"或"武艺"，是中国传统的体育项目。现代意义的武术，特指脱胎于武艺（战斗攻击手段），用于锻炼身体和自卫的一种传统体育项目。中国武术不仅是一种传统的体育运动形式，而且还是一个完整的文化意识形态，它包含了中国古典哲学、伦理学、美学、医学、兵学等中国传统文化的各种成分和要素，渗透着中国传统文化的精髓。在我国，武术具有极其广泛的群众基础，是中国人民在长期的社会实践中不断积累和丰富起来的一项宝贵的文化遗产。

既然武术的名称中有个"武"字，那么它大都和格斗、技击有关。古时候，人们既要面对来自野兽的袭击，又要面对残酷的战争，所以拥有一个强健的体魄和高超的技能，则显得尤为重要。武术最初作为军事训练手段，是与古代军事斗争紧密相连的，其技击的特性则显而易见，在实用中其目的在于杀伤、制服对方，它常常以最有效的技击方法，迫使对方失去反抗能力。这些技击方法至今仍在军队、公安中被采用。早在公元前11世纪，学校教育中就有了体育这一课。《周礼》记载的"六艺"指的是"射、御、礼、乐、书、数"，其中射指的就是射箭，御指的是马术。这些本来应该是军事训练的项目，很早就已经成为学校的体育锻炼课程。

当今，我们用来锻炼身体的武术，都是从古代作战技术中的武艺中逐渐演变而来的。中国武术分类有以地区划分的，有以山脉、河流划分的，有以姓氏或内外家划分的，也有按技术特点划分的。武术中的各种拳法、腿法对人体爆发力及柔韧性要求较高，特别是各关节活动范围较大，对肌肉韧带能起到很好的锻炼作用。武术包含多种拧转、俯仰、收放等身法动作，要求"手到眼到""手眼相随""步随身行，身到步到"，对人体的协调性有较高的要求。整套动作往往由几十个动作组成，并在一定时间内完成，所以能使身体各个器官得到全面发展。练习柔和、缓慢、轻灵的拳术，如太极拳等，强调以意念引导动作，配合均匀深沉的呼吸，可使周身血脉流通，特别适合于慢性病患者作为医疗手段来进行锻炼，具有明显的疗效。而对抗性较强的武术，由于运动

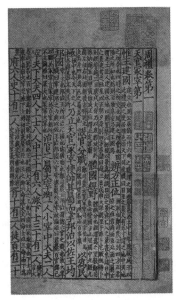

激烈，除能增强体质外，还能培养人们勇敢□机智等优良品质。

（四）舞蹈

是一项有益于人体身心健康的活动，自古以来就颇受中医的重视，并有"舞蹈以养血脉"之说。舞蹈和我们的生活有着非常紧密的联系。每当清晨或傍晚，在城市的公园、小区里，总能看见人们舞动的身影，有的在扭"秧歌"，有

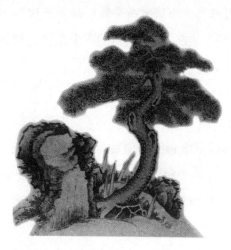

的在跳"迪斯科"，还有的人在优美的旋律中跳着自编的"健身操"。用简明的话来说，舞蹈就是一种人体动作的艺术。

据史学家的考证，人类最早产生的艺术就是舞蹈。远古人类尚未产生语言以前，人们就用动作、姿态和表情来传达各种信息和进行情感交流。舞蹈作为一种最古老的艺术，它的源头来自哪里呢？我国古代传说中说，人类是从天帝那里学来的

舞蹈。有的学者认为，舞蹈是人用有节奏的动作对各种野兽动作和习性及自然景物动态形象的模仿，如柳枝的摇曳、海浪的翻滚等等。还有学者认为，由于原始人的思维分不清主客观的界线，认为一切事物都和自己一样是有灵魂的，由此而产生了图腾崇拜、原始宗教、巫术祭祀等，而这些活动都离不开舞蹈，甚至舞蹈还是巫术活动的主要内容和最主要的表现手段，因此，有人断言"一切跳舞原来都是宗教的"。另外在我国有很多学者主张舞蹈起源于劳动，因为在原始人的舞蹈中，表现各种劳动生活的舞蹈占有很大的比重。其实，舞蹈和某些养生导引法并没有绝对的区别。例如，五禽戏如果有音乐的伴奏，也会变成颇有美感的舞蹈；练体操的时候如果配上音乐，就会成为艺术体操，和舞蹈具有同样的观赏性。我国有着非常丰富的舞蹈遗产，古代著名的舞蹈作品很多，如周代编创的歌颂武王伐纣获得胜利的乐舞作品《大武》，汉代祭祀后稷的乐舞《灵星舞》等都是很有代表性的舞蹈。

传统中医理论

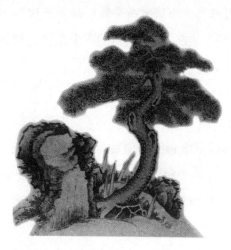

舞蹈对人体有很多好处，如可以让人身材曲线变得更加优美；使大腿和手臂的肌肉更加结实及使身体变得柔软；同时，由于舞蹈对肌肉的刺激是全面性的，它的动作可以兼顾到头、颈、胸、腿、髋等部位，有些地方更是我们平日健身不大容易活动到的地方，因此舞蹈也可以抒解情绪，使性格变得开朗等。此外舞蹈还具备有氧运动的效果，可以使练习者在提高肺功能的同时，达到减肥健身的目的。在舞蹈当中，连贯的动作节奏很快，一整套动作连贯而流畅，整齐而有韵律感，对人们乐感、灵巧度的锻炼很有帮助，而它的趣味性则在于容易让人注意力集中和专注，忽略掉运动的疲劳。舞蹈的健身动作爆发力强，对人体体能潜力开发性强，而且它多以活动小关节运动为主，故能较好地改善练习者的协调能力。同时舞蹈也是一种极具表现力的运动，练习者可以在表现自己的同时培养自信的气质。

以上以"导引、五禽戏、武术、舞蹈"为例介绍的我国传统的运动养生法之所以能健身治病、益寿延年，是因为它有一套较为系统的理论、原则和方法，注重机体内外环境的协调统一。但运动要讲究适度，运动量太小则达不到锻炼目的，太大则超过了机体耐受的限度，反而会使身体因过度疲劳而受损。运动健身要循序渐进，不可急于求成，锻炼身体也并非一朝一夕的事，要经常而不间断。"流水不腐，户枢不蠹"这句话一方面说明了"动则不衰"的道理，另一方面也强调了经常、不间断锻炼的重要性。因此，只有持之以恒、坚持不懈，才能达到健身的效果，所以运动养生不仅是身体的锻炼，也是品质和毅力的锻炼。

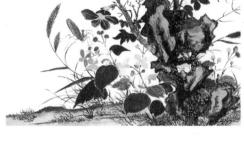

六、房事保养

房事养生又叫"房中术"，也可称之为房中医学。房事养生是一门研究性心理、性生理、性病理、性技巧、性保健和性医疗的科学，是我国传统文化的重要组成部分。古人认为性生活只能在房室中没有"第三者"的情况下进行，所以把有关性保健、性医学等皆统称为"房事养生"。

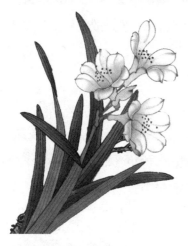

我国房事养生历史悠久，房事养生和古代文化有着密切联系，是随着古代文化的产生、衍变而发生发展的。它始于上古，发展于秦汉，兴盛于晋唐，衰落于宋元，隐没于明清。早在《黄帝内经》一书中，就对人体从性成熟到性衰退的整个过程，作了极其详细的描述。长沙马王堆汉墓出土了如《十问》《合阴阳方》《天下至道谈》等一批古代房中医学文献，涉及到性保健和相应的优生学、养生学等领域。而《易经》则是以男女两性的生殖器符号和"男精女血""男刚女柔"等性现象为基础理论的。从《内经》、马王堆医书及历代医家的有关论述来看，古代医家是将房中问题视作一项十分严肃的命题提出并加以讨论的，其基本精神则在于既不可隔绝阴阳，杜绝正常的房事，也不可任情纵欲，不知持满。只有在不悖人伦、顺应自然的基础上"节宣之和"者，才能避免伤损夭折，有益于身心健康。

适时婚配。婚配为男女性生活的起点，配婚的早晚与人的性成熟紧密相关。《素问·上古天真论》记述了人体性生理的盛衰过程，指出女子 14 岁、男子 16 岁天癸至（天癸是指肾中精气充盛而产生的一种能够促进人体生长、发育和成熟的物质），此时男女具备了生殖功能，如果阴阳交合则可有子，但此时性器官并没有发育成熟，直到女子 21 岁、男子 24 岁左右，肾中精气才进入平衡稳定期，人体才真正发育成熟，此时男女完婚才比较合适。这和我们现在法律规定

传统中医理论

的结婚年龄即男性要满 22 周岁，女性要满 20 周岁是非常接近的。所以即使在早婚早育成风的古代，很多学者也是提倡晚婚晚育的，如孔子就说过"男三十而娶，女二十而嫁"。早婚对男女双方健康也有影响，如《寿世保元》中说："男子破阳太早，则伤其精气，女子破阴太早，则伤其血脉。"早婚害处颇多，而晚婚晚育也不可取，《素问·上古天真论》中还提到，女子 35 岁开始阳明脉衰，于是出现了"面焦""发堕"的现象，而男子则在 40 岁时肾气开始衰少，于是"发堕齿槁"，此时如果男女合婚，则一来对生育子女不利，二来对子女的健康不利，三则还可影响母体的身心健康。现代研究中也发现如果产妇的年龄过大，由于卵巢功能开始减退，出现染色体异常，导致胎儿畸形或出现一些先天性疾病的几率会增加，且 30 岁以上的产妇发生妊娠高血压综合征、妊娠期糖尿病的机会要明显高于年轻孕产妇，且由于高龄产妇的骨盆和韧带松弛性下降，软产道组织的弹性差，早产、流产、难产、剖宫产率及产妇死亡率也均高于年轻产妇，这些观点与古代的说法显然是不谋而合的。

交合有度。适度的房事，是调和阴阳的重要手段。《黄帝内经》："一阴一阳谓之道，偏阴偏阳谓之疾。"养生的老祖宗彭祖也说过："男不可无女，女不可无男。若念头真正，无可思者大佳，长年也。"均指出房事不可绝也不可纵，应男女相合、阴阳相交，才能维持平衡。

《黄帝内经》中说："夫精者，生之本也。"指出精是构成人体和维持人体生命活动的物质基础，因此保精是强身的重要环节。五脏之中肾藏精，纵欲太过，除伤肾精之外，进而还可伤及其他各脏腑，影响身体健康，甚至可以使人早衰或短寿。现代医学也认为，长期性生活过度，会使人的免疫调节功能减退，这是因为性交可引起全身高度兴奋，促使能量高度消耗，器官功能会出现适应性减退。据统计，中国古代帝王能查出生卒年份的共有 209 人，而他们平均寿命只有 39 岁，其中不到 20 岁驾崩的就有 31 人。清·乾隆皇帝吸取了短命皇帝们的教训，总结出"酒勿醉，色勿过"等养生术，结果活到了 89 岁，是清朝执政

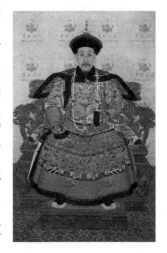

时间最长的皇帝，同时也是中国历史上寿命最长的皇帝。唐代医家孙思邈活到了102岁，他的养生名言是："大寒与大热，且莫贪色欲，醉饱莫行房，五脏皆翻覆，火艾燌烧身，身争独自宿。"

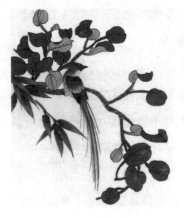

传统养生术中还有一种片面而绝对强调节欲的论点。如说"服药佰种，不如独卧"，把独寝的长生作用，做了极度的夸张。其实"节"并不是"绝""节欲"也不是让人"绝欲"。对于节欲抑忍的害处，孙思邈就曾说过"久而不泄，至生痈疽"。而且不论男女，性能力都存在一个"用进废退"的规律，这好比一辆汽车，经常去驾驶它，就会感觉越来越顺手，车的性能也会达到最佳，但如果太长时间不驾驶或进行保养，驾驶技巧就会生疏，车的各个零部件也会生锈、出故障，驾驶起来自然就没有那么得心应手了。人的性能力也是如此，太久没有性生活，会导致性能力下降、内分泌失调，女性甚至会引发一系列妇科疾病，所以人们应该有规律地进行性生活，既不能纵欲太过，也不能完全禁欲，这样才能对人们的身心健康有好处。

至于交合的尺度怎么把握，这和人的年龄、体质、性格以及气候、工作等因素均有关系，因此很难制定出一个放之四海而皆准的具体标准，只能根据自己的实际情况而灵活掌握。衡量房事是否过度，应以第二天是否精神饱满，身心愉悦为客观标准。另外中医认为，人体与周围环境是一个整体，自然界与人体是相通的，因此随自然界的气候变化，房事养生也应不同。春季，阳气上升，万物欣欣向荣，此时，房事次数应当较冬季有所增加，这样才能有助于机体各组织器官的代谢活动，增强生命的活力；夏季，各种植物繁荣茂盛，人们心情愉快，体内阳气向外宣通发泄，因此，此季房事会随着人体的阳盛而有所增加，但需要注意的是，夏季也是暑邪当令之际，暑邪易伤津耗气，而房事又是一项剧烈运动，所以也应有所节制；秋季，天气转凉，人也该宁神静志，收敛精气，此时性生活应加以收敛，克制欲望，减少性生活的次数，使体内的阳气不再过多地向外发泄；冬季，百虫蜇伏，阳气藏封，此时，人们对性生活要加以严格控制，尽可能减少性生活的频率，如果在此季屡屡恣意纵欲，则容易导致气弱肾虚，难免致病。此外在暴风雨雷之时，奇寒异热之中，最好停止性生活，这是因为上述种种气候异常会干扰夫妻双方情绪，导致脏腑功能紊乱。

合房有术。中国古代论述房中术的书籍很多且内容繁杂，其中最有代表性的要数"七损八益"。

"七损八益"提出于《黄帝内经》，《素问·阴阳应象大论》指出："能知七损八益，则二者（指男女和合）可调，不知用此，则早衰之节也。"但书中并没有说明七损八益的具体内容，直到长沙马王堆古墓出土的珍贵医学帛书竹简《天下至道谈》中才有了"七损""八益"等房中养生术的具体内容，这是对我国房事养生学理论的重大贡献。

《天下至道谈》中所提到的"七损"，是指"一曰闭，二曰泄，三曰渴（竭），四曰弗（勿），五曰烦，六曰绝，七曰费。"用现代的语言来解释，七损主要是指房事交合中对人体有害的七种做法，即：在两性交接时动作粗暴，鲁莽而发生疼痛，导致五脏生病，这是"闭"（内闭）；交合时虚汗淋漓，精气走泄，叫"泄"（外泄）；房事没有节制，纵欲无度，气血耗竭，叫做"竭"；而"弗"是指虽然有强烈的性欲冲动，却因阳痿不举而不能进行；交合时心中烦乱不安，为"烦"；一方无性欲要求而对方强行交合，这对双方特别是对女方的身心健康非常不利，犹如陷入绝境，故而叫做"绝"；当交合时过于急速，既不愉悦情致，于身又没有补益，徒然浪费精力，这叫"费"。古人用非常形象的语言说出了在房事养生中于身心有害的七种做法，若犯有上述七损之中的情况，则往往事与愿违，适得其反，不但对身体无益反而会招致疾病，这样的解释对于今天的我们，仍具有重要的科学意义和参考价值。

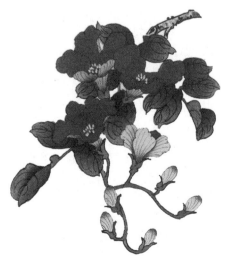

针对房事交合中对人体有害的七种做法，古人又提出了房事生活中对人体有益的八种做法，即"八益"。是指："一曰

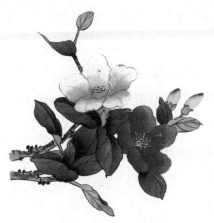

治气，二曰致沫，三曰智（知）时，四曰蓄气，五曰和沫，六曰积气，七曰持（待）赢，八曰定顷（倾）。"即指出房事养生中八个阶段的保健方法：早晨起床，先盘膝而坐，同时挺胸直腰，放松臀部的肛门肌肉，连续做提肛运动，并用意念使内气下行，为治气；吞咽口中津液，臀部下垂，挺直脊背，继续进行提肛运动，用意念引内气直达前阴，为致沫；行房前男女互相嬉戏，以激发性兴奋，等双方性欲亢奋时，开始性交，为知时；行房过程中，放松背部肌肉，提肛敛气，导气下行，为蓄气；行房过程中不要急躁，不要图快，以激发女方的性兴奋，为和沫；行房过程中可在适当时候中断片刻，静卧或起床，平息一下精神，为积气；行房接近结束时，应放松脊背，深呼吸，吸入清气，用意念引内气下行，平静地等待女方性高潮的到来，为持赢；性高潮出现时射出精液，在阴茎还没有完全萎软时就抽出阴茎离开女方，为定倾，如果泄精之后，则需将余精洒尽，洗涤清洁。

"七损八益"充分体现了我国古代房中医学成就，其中特别值得重视的有以下几点：其一吐纳、导引等修行方法在房事养生中具有极为重要的地位，这不仅贯穿于房事活动的全过程，而且更需要平时坚持不懈地修炼，才有助于产生补肾固精、强身健体的积极效应；其二在同房前要保持良好的情绪，调整各自的身心状态，在气血冲和的基础上入房；其三由于女方的性冲动反应较为迟缓，男方不但要有一定的耐心，而且需以和情悦性的方式使两情相悦之后方宜于交接，如果一方性情不悦或根本就没有性要求，绝对不可强行房事；其四在同房过程中切忌情急倾倒、贪欢恋战等有悖于房中养生之旨的各种弊端。因此，"七损八益"作为保精行气法则在房事养生中的深化和具体化，既有古人对性心理、性生理、性卫生保健等方面的原则性指导意见，又有治气、蓄气、吐纳、导引等房中补益的修行方法，是中国古代养生方法与房事生活相结合的独树一帜的创举。

房事禁忌。中国房事养生非常重视入房禁忌，强调"欲有所忌""欲有所避"。所谓禁忌，就是在某些情况下要禁止房事，若犯禁忌，则可损害健康，引起很多疾病。房事禁忌，大致有三个方面：

一为行房人忌：阴阳合气，要讲究"人和"，即选择双方最佳状态。人的生理状态受生活习惯、情志变化、疾病调治等方面的直接影响，女性还有胎、产、经、育等生理特点，在某些特定的情况下不宜行房，以免带来不良后果。首先醉莫入房，一般认为酒对性兴奋有一定的促进作用，故有"酒是色媒人"之说，但切勿饮酒过量行房，更不能用酒刺激性欲，不然会带来很多危害，如醉酒之后有人欲火难禁，行为失控，动作粗暴，礼仪不周，醉态中彼此都会有一些超出双方可容范围的行为，导致房事不和谐且伤肾耗精，可引起各种病变，临床所见早泄、阳萎、月经不调、消渴等病，常与酒后房事不当有一定关系，且乙醇可损害精子和卵子，经常饮酒或醉酒入房，不但有害自身，还可殃及后代，妇女在酒后受孕或妊娠期饮酒，可使胎儿发育不良，严重者可发生各种畸形；其次七情劳伤应禁欲，当人的情志发生剧烈变化时，常使气机失常，脏腑功能失调，在这种情况下，应舒畅情志、调理气血，不应借房事求得心理平衡。七情过极，再行房事，不仅易引起本身疾病，如果受孕还会影响胎儿的生长、发育。另外，劳倦过度宜及时休息调理，尽快恢复生理平衡，若又以房事耗精血，必使整个机体脏腑虚损，造成种种病变；切忌强合。养生家早就指出，"欲不可强"，所谓"强"，即勉强。性生活是双方的事，任何一方都不宜勉强。勉强房事者，不仅会给心理上带来障碍，还会引起各种疾病；病期慎欲。患病期间，人体正气全力以赴与邪气作斗争，若病中行房，必然损伤正气，加重病情，导致不良后果，而病后康复阶段，元气未复，极需静心休养，若反而行房耗精，使正气更难复元，轻者旧疾复发，重者甚或丧命。妇女房事禁忌。妇女具有特殊的生理特点，即指经期、孕期、产期及哺乳期，这是正常的生理现象，针对妇女的特殊生理，古代医家和养生家提出了一些具体房

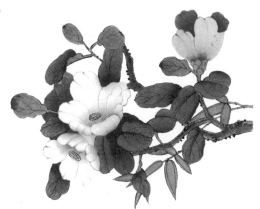

中保健要求，如经期禁欲、孕期早晚阶段禁欲、产期百日内禁欲、哺乳期内当节欲等。

二为行房天忌：所谓"天忌"，是指在自然界某些异常变化的情况下应禁止房事活动。"人与天地相应"，自然界的剧烈变化如日食月食、雷电暴击、狂风大雨等能给人以很大的影响，超过人体本身的调节能力，打破阴阳平衡，发生气血逆乱，若此时行房，即为触犯天忌。古代养生家还认为，在自然界气候异常变化之时行房受孕，对胎儿正常发育会产生一定的影响，有可能出现先天性疾病和先天畸形或出现临盆难产等情况。从现代的临床观察情况来看，婴幼儿的先天性疾患，皆与孕前的生活环境或孕期感染及发热过度等因素有关，

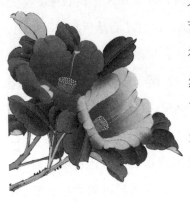

这说明夫妇房事生活充分注意自然界的异常变化是非常必要的，对优生优育具有积极的意义。

三为行房地忌：所谓"地忌"就是指要避免不利于房事活动的不良环境。良好的环境是房事成功的重要条件之一，不良的环境可影响男女双方的情绪，有害于房事质量，有时还能造成不良后果，在心理上留下阴影。有利于房事的环境，应是安静，少干扰，面积较小的房间，室内光线明暗适度，温度适宜，空气较为流通，卧具要干净。总之，一个安逸、舒爽的环境，对房事和健康非常有益。

房事保健对人类健康长寿至关重要，正常的房事生活是人们美满幸福生活中不可缺少的一部分，它可以给人们带来幸福和欢乐，也可给人们造成灾难和苦恼。我们研究和学习房事保健知识的目的就是为了使人们能够得到科学的指导，创立新的生命科学观，为提高人口素质和人类的健康长寿作出新的贡献。

传统中医理论

七、美容养颜

爱美之心，人皆有之。中医养生不单纯是为了追求健康长寿，同时也是为了使人们生活得更加有质量，满足人们的爱美之心，因而利用中医知识美容养颜也是养生的一个重要内容。

纵览我国古今文献，描写人们容颜美丽时，都非常强调皮肤的好坏。如《诗经·卫风·硕人》描绘美女庄姜就用了"肤若凝脂"一词，凝脂即凝固的脂肪，用其形容皮肤光滑、细腻而洁白。数千年来，"肤若凝脂"一直是衡量中国古代美女的主要标准之一。此外晶莹、透明的白玉也常用来修饰美女的肌肤。相传，刘备的妻子甘皇后玉质柔肌，姿态光艳。一次刘备召甘后到白绡帐中，下属远远望去，只见帐中的甘皇后好比月下聚雪。河南进献一个玉人，高三尺，刘备把玉人放在甘美人的身后，甘后和玉人洁白齐润。刘备说："不意我玉人乃有两也。"下属们直看得眼花缭乱、目瞪口呆。然而单纯的白色并非衡量皮肤颜色的唯一标准，与白色相协调的是粉红色。《洛神赋》中就形容女神远观"皎若太阳升朝霞"，近看"灼若芙蕖出渌波"。宋玉在《登徒子好色赋》中描绘邻家女"著粉则太白，施朱则太赤"，提出了白里透红和谐之美的标准，这也是一种健康的美。因此可以看出按照我们中华民族的审美观点，容貌美丽的标准应该是面色白里透红，肌肤充盈富有光泽，触之滑若凝脂，明眸皓齿，发须黑亮。但是由于个体差异，人的肤色会有所不同，我们日常生活中常常看见一些女孩，肤色也非传统美中的白皙晶莹，甚至有些人的皮肤偏黑，但是却透出健康光泽，这也是一种美，也就是现在人们所追求的健康美。正如《黄帝内经》中所说，无论人体的肤色偏向何色，只要有光泽和神气，就是健康的。中医看病讲究的是"望、闻、问、切"四诊合参，其中在望诊中，

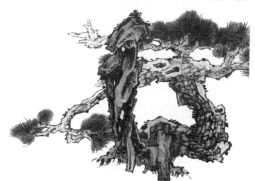

中医养生之道

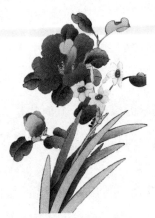

望面色是一个重要环节，中医认为"有诸内，必形诸外"，人体内部的健康状态，我们可以通过其外在观察出来，所以，只有五脏功能协调，气血充盈，皮肤才能显现出神气健旺的健康美。

《山海经》中，记载有一种"服之美人色"的药物，虽然这种药物并没有流传下来，但是却可以看出早在两千多年前，人们就在追求"美人色"。向往美丽，是人们永恒的追求，现在的电视广告中，美容护肤品占了大半篇幅，尤其女性朋友则更加热衷于讨论美容的话题。我们中医在千百年来的医疗实践中，总结出许多美容保健的经验，并发现了一些具有美容作用的药物及疗法。中医美容药品，绝大多数都来自于天然，也就是现代人所追求的"绿色"产品，因此更值得推广应用。中医药美容的范围很广泛，既包括美颜，又包括护发还有保齿等方面，这里面仅重点讨论美容养颜。

"颜"原指额，后引申为脸色、面容。颜面是美容的关键，人人都想拥有姣好的面容。正是由于颜面显露于外，最引人注目，因此，古代的美容方法，则主要集中在美颜面。

古人云"书中自有颜如玉"，我们也可以说，"药中自有颜如玉"。《神农本草经》是我国现存最古老的药物学专著，里面记载了数十味美容的中药，如柏子"令人润泽美色"、泽泻"面生光"等，并在白芷条记载"长肌肤，润泽颜色，可用面脂"，面脂是两千多年前就出现的美颜专用品。《山海经》中记载的126种抗衰老中药，具有"轻身、益气、延年、不老、面生光华、耳目聪明"的作用。唐代是中国历史上政治最稳定、经济最繁荣的时期，同时也是美容最繁盛的时代，美容之风盛行，美容方法有了相当大的发展。正如杜甫诗中所说"口脂面药随恩泽"，说明当时涂唇的口脂、美容的面药等美容用品已经作为皇帝恩赐的常用之品赏赐给嫔妃、大臣，以示皇恩浩荡。据史书记载，"益母草留颜方"是武则天美容方中著名的一种，《外台秘要》中记载了其配制和应用方法，每天用该方洗手和洗面，可以治疗面部皮肤黑褐斑以及具有祛皱、祛除面部浮皮的功效。《外台秘要》中记载此方可使"年四五十妇人，如十五女子"，未免夸大其词，但是从史书记载的年近六十的武则天，仍然面色红润，肌肤细腻，如三四十的样子，不难推测此方确实有养颜美容抗皱的功效。这个方子作为武则天喜欢的美容秘方，虽然效果很好，但是制作过程过于繁琐，对一般人来说实在是不切实际的方法，所以后世在肯定此方的同时，还在原方基础上进行了改进，使之成为制作较为简便的益母草美容方。保持青春的方法如恒河沙数，古今的爱美之人根据各自的需要设计出各式各样的滋补强身、护肤美颜的妙方。总的来说，不外乎内部调理和外部修护两大方向，功效各具特色。

外部修护美容方法，主要指应用美容粉、美容液、美容糊剂等将药物直接作用于面部。这一类美容方法使用简便，具有良好的润肤护肤和祛斑抗皱、增白养颜的作用，是最常用的美容方法。书籍中记载的外部修护美容法众多，比较常用的如，"国色天香法"，用甘松、香薷白芨、白芷、天花粉、零陵香、绿豆粉等一起捣成细末，每天用于洗脸或洗澡，很快会产生让人红颜如奇葩仙卉，身体有奇香缕缕不散的效果。"肌肤细腻法"，每天洗脸后，用鸡蛋清涂面部或其他部位的肌肤，再用手巾揩净，坚持一个月，效果显著，或者每天将黄酒一升放入洗澡水中，连洗两个星期，肌肤自会变得细腻无比，若能用美玉磨擦则更妙。"返老还童法"，用黄柏皮、木瓜根，研末后加枣仁一起捣成泥浆，每天早上用其洗脸，脸部肌肤就会变得嫩如凝脂，艳若桃花。"消除汗斑术"，用硼砂五两，老姜两片研成末，水调匀，连擦患处，数天便可见效。此外，还有针灸、按摩、热敷和冷冻以及砂磨等美容方法，均可以起到美容养颜的作用。

内部调护美容方法，是一种立足于滋补脏腑气血、调和阴阳，通过提高人体的健康水平，从根本上改变脏腑功能状态和面部血液循环的治本的美容方法。因此，美容效果虽然比外用美容法的起效略缓，但是作用稳定而且持久。五脏强壮不仅使人长寿，而且能使人形体容貌健美；五脏不足不仅使人易患疾病，而且使人形体容貌失

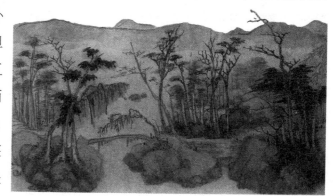

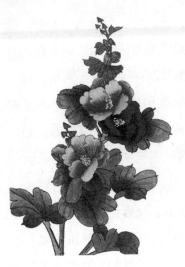

去美感。由此可见，五脏功能的协调平衡，是美容养颜的关键所在。

附：中医养生小问答

1. 身上佩玉真的可以防病吗？

答：玉是一种珍贵的矿石，中医学称"玉乃石之美者，味甘性平，无毒"，认为玉是蓄养人体元气最充沛的物质，所以玉石不仅可以作为摆设、装饰之用，而且还可被用来养生健体。玉质地细润而坚硬，有光泽，在加工过程中，可行成电磁场与人体发生谐振，可使人头脑清晰、反应敏捷，所以中医学认为老年人佩戴玉器能防中风。玉器戴在人身上，与人的皮肤密切接触，所含有的有益微量元素可以被人体吸收，对健康非常有益。

2. 为什么要"先睡心，后睡眼"？

答："先睡心，后睡眼"是历代养生家都强调的睡眠养生方法。唐代医家孙思邈是我国医学史上著名的老寿星，他十分讲究睡眠养生，在《千金要方》中指出："凡眠，先卧心，后卧眼"，意思是说凡睡前当摒除一切喜怒忧思和烦恼，精神上尽量放松，做到恬淡虚静，内心安宁，使大脑处于抑制状态，然后慢慢合上双眼，自然就能酣入睡梦。事实上，不能睡心者是难以安寐的，有时候越想尽快入睡，就越睡不着，只有情绪放松下来，消除一切思虑，即首先"睡心"之后，才能达到真正入睡。

3. 噩梦能否预示人体的疾病？

答：答案是肯定的。早在《黄帝内经》中就曾详细讨论了梦境与脏腑虚实之间的关系。医学家经过长期研究发现，除去心理因素，某些反复呈现的噩梦确实具有预兆疾病的作用。许多疾病都有潜伏期，潜伏期中的蛛丝马迹往往会在人的梦境中出现。白天人们的大脑活动频繁，因此难以觉察到体内潜在病变的异常刺激信号。而睡眠时，脑细胞进入"休息"状态，这时，白天细微的刺激信号就会刺激大脑皮层的有关中枢，使相应的脑细胞出现应激反应，即会发生预见性梦境，且不同的疾病与不同的梦境有关，而同一疾病的梦境通常比较相似。如心脏病患者往往会几天都做被人追赶，心中恐惧但又呼喊不出的梦；肺部疾病患者常常梦到负重而行，胸部受到压迫或被人卡住喉咙而感到窒息等。

4. 为什么说"久视伤血"？

答："久视伤血"的观点提出于《黄帝内经》。五脏之中，肝开窍于目，肝藏血，"目受血而能视"，所以说久视伤血。用眼过度，极易伤精耗血，因此中医养生讲究不要过度用眼，尤其是老年人，气血本就偏虚，如果用眼过度，则会产生头晕目眩等症，故老年人看报或看电视应控制在一至二小时之内且不宜连续观看。还有妇女在经期、产后这个特殊的生理时期，由于失血的原因，也不宜久视。

5. 常吃什么可以增加精子的数量？

答：中医认为，精子稀少属于虚劳的范畴，多因先天禀赋不足，或房事过劳损伤肾精，或大病后气血亏虚，导致肾精化源匮乏所致。一般来说，由于肾虚而导致的精子数量减少可以通过补肾壮阳的食物来改善，如韭菜就是一个不错的选择，另外还可多吃含锌丰富的食物如核桃、花生、榛子、松子等坚果类食物以及鱼、虾、泥鳅、鱿鱼、海参等水产品。但是大家要注意，现在流行的快餐食品普遍被认为是导致很多男性生育能力出现问题的"祸根"之一，还有研究显示常吃芹菜也会导致精子减少。

6. 勤洗澡具有养生的作用吗？

答：利用沐浴的方法进行保健养生、防治疾病在我国已有几千年历史。沐浴的种类很多，大都是充分利用物理效应（如温度刺激、机械刺激、太阳射线刺激）和化学效应（药物的吸收等）达到卫生保健、延年益寿的目的。不同沐浴方法具有不同作用，沐浴养生要遵循因人、因地、因时而异，循序渐进、长期坚持的原则。如体质弱的人、妇女妊娠期间或心血管疾病患者，就不适宜在冬天进行冷水浴，因为强烈的刺

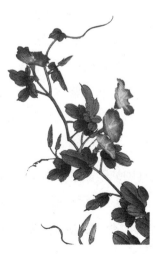

中医养生之道

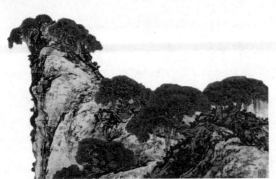

激易使体质弱的人感冒伤风；孕妇则会早产、流产；心血管病人则易发生心肌梗塞或中风。所谓循序渐进是指先从小刺激开始，逐渐加大强度，如在夏天进行凉水浴，再逐渐变为冷水浴，坚持到冬天，这样对增强身体素质非常有利。另外，只有坚持不懈才会有效果，三天打鱼、两天晒网，不但没有效果，反而会引起身体不适和疾病。

7. 补药对身体有好处，可以随时应用吗？

答：补药也是药，是用来对症治病的，因而不可盲目使用。人参、鹿茸、冬虫夏草、阿胶等都是著名补药，但却不是补虚万金油，在气血阴阳的滋补作用上，各有偏向，不是什么人、什么病都能使用的，补药使用得当则能够治病健身，反之则可致害于人。应用补药要掌握用药时机，如大病初期，实邪正盛，疾病正处于进展状态的病人，使用补药必须慎重，通常是不主张在这个时期进补的，因其可致"闭门留寇"（即外邪不宜驱除出去而流于体内），导致病情迁延不愈。中医理论讲究天人相应，认为一年四季中冬季主"藏"，因此冬季进补最为适宜。此外，中药补药也有禁忌症，如人参不能与中药藜芦同用、不能与萝卜同食等。同时，中药补药最佳药效的产生，还有赖于人体处于安静的状态，咖啡、浓茶等使人体兴奋、消耗增多，不利于补药发挥作用，因此也忌与补药同进。

8. 中医认为形成"少白头"的原因是什么？

答：所谓"少白头"，是指青少年时头发过早变白，头发呈花白状。中医认为：血热、肾气虚弱、气血衰弱都是造成白发的原因。先天性的少白头多与遗传有关，不易治疗；而后天性的少白头，中医的治疗方法主要是补肝血、补肾气。另外实验表明，缺乏蛋白质和高度营养不良也是早生白发的原因之一，饮食中缺乏微量元素铜、钴、铁等也可导致白发，因此治疗少白头还应加强营养。

9. 中医认为形成大量脱发的原因主要是什么？

答：脱发是头发脱落的现象，有生理性及病理性之分。生理性脱发指头发正常的脱落，不用特殊治疗。病理性脱发是指头发异常或过度的脱落，其原因很多，中医学认为主要有两种原因：一是血热风燥。血热偏胜，耗伤阴血，血热生风，更伤阴血，阴血不能上至巅顶濡养毛根，毛根干涸则发虚脱落；二是脾胃湿热。脾虚运化无力，加之恣食肥甘厚味，伤胃损脾，致使湿热上蒸巅顶，侵蚀发根，发根渐被腐蚀，头发则表现粘腻而脱落。治疗脱发，一方面要加强日常护理，如常梳发，洗头时选择适当的洗发水，尽量不要染烫等；另一方面要注意饮食平衡，减少脂肪和刺激性食物的摄入量，加强营养，多吃蔬果、海带、桑葚、核桃仁等食品，还要多休息，尤其要保证睡眠的数量和质量。

10. 针灸减肥有效果吗？原理是什么？

答：针灸减肥以其绿色环保、效果明显已经得到大家公认。肥胖也是一种病，针灸减肥的精髓就在于其在治疗肥胖病的基础上减肥，在减肥的同时还人以健康的体魄。中医认为，针灸减肥可以刺激全身经络，而人体经络遍布全身，内联脏腑、外达肌肉骨骼皮肤等，把人体连成一个有机的整体。经络可以运行气血，保证人体营养物质的供给，又能调节阴阳，使人体的功能活动处于动态平衡的状态。肥胖是由于脾肾气虚、痰浊、气滞、瘀血等邪气停于体内所致，针灸刺激全身腧穴，通过经络的调整作用，加强脾肾的功能扶助正气，又通过经络的疏通作用祛除体内的邪气。因此，针灸减肥正是通过扶正驱邪的方法来达到减肥健身的目的。减肥者最担心的问题是减肥后反弹，这里也要提醒大家，针灸减肥并非一朝一夕，需要按疗程进行才能取得较好的近期和远期疗效，但如果减肥者不参与运动，不控制饮食，再成功的减肥方法也是徒劳。因此，即使减肥疗效满意，也应配合运动等其他减肥方法，以达到事半功倍的作用。

11. 抑郁症为什么冬天最容易发生，怎么防治？

答：冬天是抑郁症的高发季节。这是因为冬天气候寒冷，寒冷的气候会使人体内部的新陈代谢和生理功能都暂时处于抑制状态。虽然冬季出现

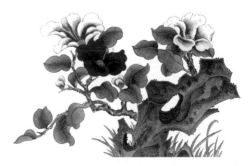

抑郁症状的人很多，但其中大多数是属于亚临床抑郁，表现并不典型，只要经过适当的调整，一般不会产生严重的问题。预防冬季抑郁症，一方面可以通过加强体育锻炼，加快人体的新陈代谢，一旦肾上腺激素分泌增多，人的情绪也会随之变得好起来。此外，还可以多吃一些能够改善情绪的食物如香蕉等。还要适当地增加光照时间，当夜幕降临的时候，人体内一种可以影响人情绪的松果体褪黑素分泌就会增加，而增加光照时间正好可以抑制这种激素的分泌从而改善人的情绪。

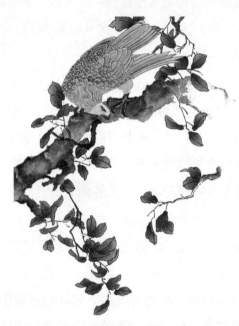

中医藏象学说中的奥秘

　　《史记》中曾经提到黄帝时有一位良医俞跗，他治疗疾病时不仅"对症下药"，而是已经懂得使用"割皮解肌，洗涤五脏"的现代外科技术。可见当时已积累了较丰厚的解剖学知识及操作技巧，并通过解剖来观察人体，通过实践来认识五脏六腑等内脏的功能——而"藏象学说"也在此时诞生了。

一、藏象学说概述

早在三千多年前还使用甲骨文的时代，我国文献中就有关于"耳、目、口、鼻、首"等人体器官的记载。春秋时期，我国就有了对内脏形态学的认识。史学家司马迁在《史记》中曾经提到黄帝时有一位良医俞跗，相传这位以济世活人之术而名传青史的俞跗，就是数千年来中国俞姓的始祖。这位上古良医医术之高超，几乎已达到现代医学的水准和境界。俞跗治疗疾病时不仅仅限于"对症下药"，而是已经懂得使用"割皮解肌，洗涤五脏"的现代外科技术。可见当时已积累了较丰厚的解剖学知识及操作技巧，并通过解剖来观察人体，通过实践来认识五脏六腑等内脏的功能。而"藏象学说"也在此时诞生了。

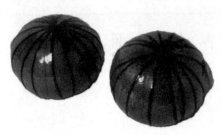

（一）藏象学说概述

藏象学说的核心是"藏象"。"藏象"一词，始见于《黄帝内经》。在剖析其内涵时一般均将"藏"与"象"分而言之，但对于内脏的"藏"和外表的"象"尚需有较全面的认识。认为"藏"的内涵有二：一是指"藏器"，即为实质器官，可以属于"形藏"，近似于现代医学所说的"心脏""肾脏"等；二是指"藏气"，并非指实质性器官，而是指人体整体之气运动变化不同状态的代名词，如"心主血脉""心主神志"等。中医学"藏"的概念，不仅是一个解剖学的概念，而更重要的是一个生理病理学的概念，一个功能性的概念。同时，认为"象"的内涵有三：一是指内脏的外见形象，如心似倒垂莲蕊状等；二是指内脏表现于外的生理病理征象，如肝脏病患者，两胁肋下疼痛并同时引起小腹痛，而且这样的病人容易发怒等；三是指内在五个生理病理系统与外在自然环境相通应的事物与现象，即两者类比所获得的"比象"。就心的生理特性表现而言，有"心通于夏气""南方赤气，入通于心"等。是说心与夏气相通应，心阳在夏季最为旺盛，功能最强。即人与自然界是一个统一的整体，自然界的四时阴阳消长变化，与人体五脏功能活动是相互关联、相互通应的。这种分析具有一定的代表性。而纵观各家学说，将"藏"与"象"分开的阐述都是以追本溯源作为其主要方法，认为古代的解剖实践证实了"藏"的概念最初无疑是指有表象的实质脏器，同时受益于当时的哲学思想的渗透和影响，将客观所见的形态与主观推理所得的认识结合在一起，构筑了藏象学说的理论。

藏象学说，是以五脏为中心，研究人体脏腑、组织、器官的生理功能、病理变化，并指导辨证论治及其预防等相互联系的学说。它是历代医学家在长期生活、医疗实践以及对人体解剖初步认识的基础上，通过综合分析、比拟、推演，经过高度概括和抽象而逐渐形成的理论，旨在通过人体外部的征象来研究内脏活动规律，从而有效地指导疾病预防及治疗，是中医学基本理论的重要组成部分。

藏象学说研究的对象是有生命活力的有机体——人。人体是极其复杂的有机整体，人体的整体功能不是各部分功能的简单相加。人体各组成部分之间，在形态结构上不可分割，在生理功能上互相协调，在物质代谢上互相联系，在病理变化上互为影响，体现了结构与功能的统一，物质与代谢的统一，局部与整体的统一。这种从整体统一的观点来把握人体，是藏象学说的基本特点。

藏象主要包括五脏、六腑、奇恒之腑和精、神、气、血、津液、经络等方面。藏象学说是在我国古代朴素辩证思想——阴阳五行学说的指导下，以五脏为中心，以心为主导，通过经络联属关系，把人体各部分组成为一个既分工又合作，并与外界环境相通的有机整体。脏腑之间的平衡协调，以及人体与外在环境的协调统一，是机体维持正常生命活动的基础。因此疾病的发生、发展、形成、转归，主要和脏腑的功能状态有密切的联系，体现了中医学的病理、生理方面有机联系的观点。藏象学说贯穿在中医学的解剖、生理、病理、诊断、治疗、方剂、药物、预防等各个方面，在中医学理论体系中，处于十分重要的地位。

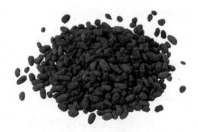

二、藏象学说的环境基础

中医学理论源远流长，而藏象学说作为中医学理论的重要组成部分，则以最早形成严密的结构体系而光耀后世。从殷墟出土的甲骨文来看，早在三千多年前就已有"耳""目""鼻""口""首"等多种与藏象有关的器官名称，

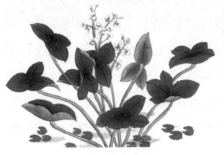

说明当时人们对人体的组织器官已经有所认识，并根据器官作用的殊异确定了专用名词。1973年在长沙马王堆出土的春秋战国时期医书《五十二病方》，成书早于《黄帝内经》，其中记载了联络脏腑组织器官的体内十一经脉的循行、主病和灸法，从中可以发现先秦医学发展的水平及其与以后医学发展的关系。

《黄帝内经》是中医学理论的奠基之作，首先提出了"藏象"一说，并初步构成了藏象学说的基本体系。严密地阐述了脏腑的结构、位置以及它们的生理功能和病理变化，如"脾与胃以膜相连耳""肺者，五脏六腑之华盖也"；脏腑的生理功能，如"心主身之血脉""肺者，气之本"；脏腑的病理反映，如"肺病者，喘咳逆气，虚则少气不能报息""肾气热，则腰脊不举，骨枯而髓减，发为骨痿"，"脾病者，唇黄"；脏腑与机体内外的关系，如"东方春色，人通于肝，开窍于目，藏精于肝""北方生寒，寒生水，水生咸，咸生肾，肾生骨髓，髓生肝，肾主耳，其在天为寒，在地为水，在体为骨，在脏为肾，在色为黑，在音为羽，在声为呻，在变为栗，在窍为耳，在味为咸，在志为怒"。《黄帝内经》的藏象学说，不仅内容非常丰富，而且相当规范。后世研究藏象学说者，一般都严格遵循《黄帝内经》的内容进行阐述发挥。藏象学说历经千载而不衰，至今仍然有效地指导着我们的临床实践，说明这一学说的形成具有坚实的客观环境基础。

一是对实体解剖的认识。解剖生理学的知识，是医学中的最基本知识。在

传统中医理论

《黄帝内经》时代，我国已积累了一定的人体解剖结构知识。在《黄帝内经·灵枢》中记述了解剖测量人体脏腑的方法，还详细描述了部分人体脏腑的形态、长度等，如"胃纡曲屈，伸之，长二尺六寸，大一尺五寸"等等。在《灵枢·脉度篇》《灵枢·长度篇》中，专门分析了经脉的走向、骨骼的长短等，可见当时对人体解剖是很重视的。自《黄帝内经》以后，历代对人体解剖也做了不少工作，并绘制成图谱，以展示给后学者，各书所描述的人体脏器的位置、形态、大小、长短、轻重、容积等内容，与现代解剖的认识非常接近，古人关于解剖结构的认识，对于藏象学说的确立，奠定了基础。

二是对生活的长期观察。古人为了自己的生存必须对各种自然现象有所了解，并且努力发现自然界中可遵循的规律，而后按照总结出的自然规律调整自己的生活，并且通过对大量现象的仔细观察，认识到周围环境变化对人体生理、病理的影响，所以花很多功夫，去认识外界事物与人体脏腑的关系。例如人的体表遭受到风寒侵袭，便会出现鼻塞、流涕、咳嗽等症状，继而认识到皮毛与肺脏是有联系的；又如思虑过度往往会使食欲减退，即使勉强进食也不容易消化，于是中医学把情志活动的"思"，与脾的生理功能联系在一起去认识，故有"脾主思""思虑伤脾"的论点。如此之例，不胜尽举。所以人们对生活的长期观察，点滴知识的积累，从感性上升为理性，逐步获得脏腑功能的认识，是形成藏象学说的又一重要基础。

三是反复的医疗实践，从病理现象推论脏腑的生理功能。由于各种病因的作用使人体发生各种各样的病理变化，古代医家通过对这些病理变化的观察、分析及治疗，总结出人体脏腑的某些生理功能。例如人体感受寒湿，易出现腹胀、肠鸣、腹泻、食欲不振、四肢发凉、倦怠无力等症，便推论出脾居腹中，主四肢，能运化水谷精微物质、运化水湿而又怕湿邪的侵袭（恶湿），辨其证候则为"脾虚湿困证"；又比如，人患目盲之病，以动物肝脏治之，能收到较好的明目效果，人体骨折之后，以补肾药物治之，能加速骨折的愈合，于是便得出"肝开窍于目""肾主骨"的结论，并为藏象学说的发展提供

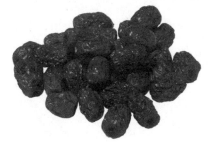

中医藏象学说的奥秘

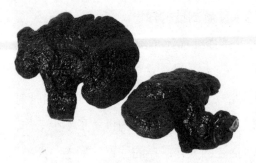

了可靠的客观依据。

四是古代哲学思想的指导。任何一门自然科学在它发展的过程中，都会不同程度受到哲学的影响，藏象学说之所以能从感性认识上升到理性认识，形成一整套比较完整的理论体系，是与古代朴素的唯物辩证法——阴阳五行学说密不可分的。古人在长期生活和医疗实践的基础上，运用阴阳五行学说说明人体脏腑相互对立统一的两个方面以及五脏之间相互滋生、相互制约的关系，进而阐释人体的组织结构、生理功能、病理变化，并指导临床诊断和治疗。必须承认，古代朴素的哲学思想，对藏象学说理论体系的形成，起到了一定的指导作用。

五是受古代文化制度的影响。中医学及其藏象学说受到古代社会制度及文化背景的影响，较突出的便是将古代帝王制度的组织形式及其作用引进到藏象学说中去，用以说明五脏的不同作用及其关系，如《素问·灵兰秘典论》指出："心者，君主之官也，神明出焉。肺者，相傅之官，治节出焉。肝者，将军之官，谋虑出焉。胆者，中正之官，决断出焉。膻中者，臣使之官，喜乐出焉；脾胃者，仓廪之官，五味出焉。大肠者，传道之官，变化出焉。小肠者，受盛之官，化物出焉。肾者，作强之官，伎巧出焉。三焦者，决渎之官，水道出焉。膀胱者，州都之官，津液藏焉，气化则能出矣。凡此十二官者，不得相失也。故主明则下安，以此养生则寿，殁世不殆，以为天下则大昌。主不明则十二官危，使道闭塞而不通，形乃大伤，以此养生则殃，以为天下者，其宗大危。戒之戒之！"如此将脏腑看成是一个分工合作、相互协调的"社会"，心为君主，处于主宰和中心地位，主持精神情志活动；而肺为宰相，主一身之气，具有治理和调节全身气血的作用；肝为将军，谋略筹划等思维能力由肝决定，等等。其他，如把心火称为君火，把肝肾之火称为相火；方剂组成中的君臣佐使原则等，都属于这方面的实例。

三、藏象学说的基本思想特点

整体观念是中医学的基本观点之一，它突出地体现在藏象学说中。藏象学说以五脏六腑为中心，以心为主导，通过经络联属关系，把人体各部分组成一个既分工又合作且与外在环境相通的有机整体，并借用古代的阴阳五行学说，来论述人体的整体性。脏腑之间相对的平衡协调，以及人体与外界环境的整体统一，是机体维持正常生命活动的基础。疾病的发生，实质上就是这种平衡协调、整体统一状态遭到破坏的结果，因此治疗人体疾病的意图就在调整脏腑之间发生的紊乱状态，以恢复机体内在环境的平衡协调，达到人体与外界环境的整体统一。而这种整体观念的基本思想早在《黄帝内经》中就体现出来了，后人多在此基础上进行概括总结。

（一）人体的脏腑是一个有机的整体

1. 心为主导，各脏互用

人体内脏是一个具有内外联系、自我调节和自我适应的整体。十二脏腑功能各有专司，如"心主神明""肺主治节""肝主谋虑""胆主决断"等等，是一个以心为主导、相互为用、密不可分的统一体。心主神明是指人的整体生命活动，包括人的精神意识思维活动功能都是由心主持和体现的。

心神是生命活动的主宰，有支配和调节全身脏腑组织器官功能活动的作用。人体一切组织器官的功能活动，诸如肝藏血，肺司呼吸，脾主运化、统血，肾主纳气、藏精等。莫不是在心神的统一主导下完成的。"主明则下安"，心神的功能正常，人体的生命活动亦正常；反之，心神的功能失常，"主不明则十二官危"，则人体各脏腑生理功能就会发生

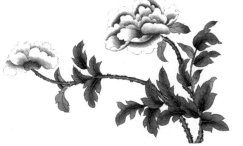

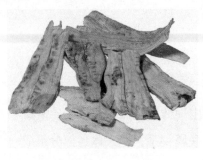

紊乱，引起病变，甚至导致死亡。

任何一个脏腑的功能活动都是整个生命活动的一部分，每一脏腑发生病变，都要影响其他脏腑的生理功能，导致脏腑之间协调关系遭到破坏。这种重视心神在五脏中的主宰作用，以五脏为中心的十二脏腑统一的整体观，是藏象学说的突出思想。

2. 脏腑相合，协调共济

人体的脏腑之间存在着表里相合的关系，如心合小肠，肺合大肠，肝合胆，脾合胃，肾合膀胱，心包合三焦等。构成表里关系的根据，主要是经脉的联系。脏为阴，腑为阳；阳为表，阴为里；脏的经脉属阴而络于腑，腑的经脉属阳而络于脏。一脏一腑，一阴一阳，相互络属，协调共济，从而维持着整体机能活动。如脾为太阴湿土，胃为阳明燥土；脾主运化，胃主受纳；脾主升，胃主降；二者阴阳相配，燥湿相济，升降相因，使饮食物的受纳、消化和转输等功能得以正常进行。表里相合的脏腑不仅在生理上相互联系，在病理上亦相互影响。如脾为湿困，运化失职，清气不升，可影响胃的受纳与和降，出现饮食减少、呕吐、恶心、脘腹胀满等症；反之，若饮食物有失节制，食物停滞胃脘部，胃失和降，亦可影响脾的升清与运化，出现腹胀、腹泻等症。又如肝与胆：胆附于肝，有经脉互为络属，构成表里关系。胆汁来源于肝之余气，胆汁能够正常排泄和发挥作用，也靠肝的疏泄功能。若肝的疏泄功能失常，会影响胆汁的分泌与排泄；反之，若胆汁排泄不畅，也会影响肝的疏泄。肝病常影响到胆，胆病也可波及于肝，最终可导致肝胆同病，如肝胆火旺、肝胆湿热等。从情志意识思维过程来看，肝主谋虑，胆主决断。谋虑后必须做出决断，而决断又来自于谋虑，两者密切联系。

有些脏腑的表里相合关系在生理上的表现不一定很明显，在病理上却是较为明显的。如心与小肠：心有实火，可移热于小肠，引起尿少、尿痛、尿黄、尿路有灼热感等症；反之，小肠有热，亦可循经上炎于心，可见心烦、舌红、口腔溃疡等症。

3. 经脉络属，循环流注

经络，是经脉和络脉的总称。《黄帝内经》中称其为"使道"，即脏腑之间相互联络的道路。经脉及其分支是联络脏腑肢节，通行全身气血，沟通上下内外，调节人体各部的通路，循环流注，如环无端，从而使人体各脏腑组织器官有机地联系在一起，构成一个表里上下内外彼此紧密联系、协调共济的统一体。

十二经脉与其本身脏腑直接相连，称之为"属"，它们分别隶属一脏或一腑，并与相表里的脏腑联络，从而构成"络属"关系。每一阴经隶属于一脏，每一阳经隶属于一腑；脏为阴，腑为阳；阳经属表，阴经属里。各经都以所属脏或腑命名，阴经属脏络腑，阳经属腑络脏。经脉的表里关系与脏腑的表里关系相同。如手太阴肺经与手阳明大肠经相为表里，手太阴肺经属肺络大肠为里，手阳明大肠经属大肠络肺为表等。具有表里关系的经脉，在四肢分布部位上内外相应，并在手足末端互相联结。

经脉，也是心神出入的通道，"心藏脉，脉舍神"，五脏六腑在心神统一支配下的相互联系，是以经脉为途径的。而神是通过经脉而游行出入于全身各处，发挥它的治理调节作用的。

十二经脉分布在人体内外，其经脉的气血运行是循环贯注的。流注次序从手太阴肺经开始，依次传至手阳明大肠经，足阳明胃经，足太阴脾经，手少阴心经，手太阳小肠经，足太阳膀胱经，足少阴肾经，手厥阴心包经，手少阳三焦经，足少阳胆经，足厥阴肝经，再回到手太阴肺经，首尾相贯，循环往复。人体的脏腑组织器官正是通过经络有规律的循行和错综复杂的联络交会，得以联结成一个有机的统一整体。人体的一切生命活动，例如肺主气，生成宗气，宗气贯注于脉中，随血循行于全身，以发挥其推动脏腑组织功能活动的作用；又如脾通过经脉为胃行气于三阴，胃通过经脉为脾行气于三阳，无一不是以经脉为其相互联系的。

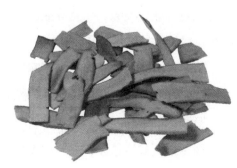

在正常生理情况下，经络有通行气血、传导感应的作用，而在发生病变时，经络就成为病邪传播和反应病变的

中医藏象学说的奥秘

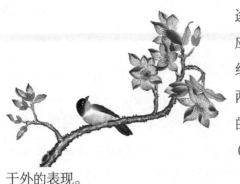

途径，脏腑病变可以通过经络的传导感应，在体表反映于其相应的经络循行路线或某些特定的部位上，如"肝病者，两胁下痛引少腹"，《灵枢·经脉》论述的"是动病"（经络病）和"所生病"（脏腑病），亦是脏腑病变通过经络反映于外的表现。

4.开阖有度，启闭适时

开阖，即开启与闭合。开阖是脏腑正常生理活动保持协调平衡的表现形式之一，主要体现在气与津（水）液代谢的平衡与协调方面。

五脏之中，肺外合皮毛，主管汗孔的开阖。在《黄帝内经》中将汗孔称为"气门"。正常情况下，肺气充足，则皮毛润泽，汗孔开阖正常，机体不易受外邪侵袭。气门的开合，还与自然界相互呼应，息息相通。《灵枢·五癃津液别》中说："天暑衣厚则腠理开，故汗出；天寒则腠理闭……水下流于膀胱，则为溺与气。"由于春夏阳气发泄，气血多趋于表，如果天气太热或衣着过厚，则腠理松弛，汗孔开启疏泄出汗以散内热；秋冬阳气潜藏，故腠理致密，汗孔闭合，以防御外邪入侵。水液不能外出为汗，则下流膀胱，因而尿量增多。

后世医家将汗孔的这种作用称为"宣肺气"。清代唐容川在《中西汇通·医经精义》中说："皮毛属肺，肺多孔窍以行气。而皮毛尽是孔窍，所以宣肺气，使出于皮毛以卫外也。"若肺气虚弱，则卫外之气不足，肌表不固，开阖失常而见自汗；若肺气郁闭，表寒内伏，则汗孔闭塞而无汗。故临床常以宣肺法治卫气郁闭的表实无汗，用敛肺法或调合营卫以治表虚多汗。肺之开阖失常，肺气不利，还可导致咳嗽、喘急等症。用干姜、细辛、五味子，敛肺与宣肺散寒相配合，目的就是恢复其开阖功能。

肺的宣降功能失常，还可影响膀胱的开阖，以致尿液不能正常排泄。用轻宣肺气的方法（提壶揭盖）可恢复膀胱开阖功能。

肾为水脏，与膀胱为表里。肾之气化失常，可影响膀胱的开阖。如开多阖少，则见尿失禁、遗尿；如开少阖多，可出现排尿不畅、癃闭、水肿等证。复

传统中医理论

肾脏气化之常，则膀胱开阖有度。

肺主呼气、肾主纳气。《血证论》所谓"其居丹田，内主呼吸"，即指肾主纳气的功能而言。只有正气充沛，摄纳正常，才能使肺的气道通畅，呼吸均匀。如果肾虚，肾气不固，吸入之气不能归纳于肾，可影响肺气的开阖，出现呼多吸少，喘促气短、自汗、盗汗等症。

5. 藏泻相因，对立统一

藏泻是对脏腑（五脏、六腑、奇恒之府）的生理功能、生理特性的高度概括。早在《黄帝内经·素问》中就有记述，"所谓五脏者，藏精气而不泻也，故满而不能实；六腑者，传化物而不藏，故实而不能满也""脑、髓、骨、脉、胆、女子胞。此六者，地气之所生也，皆藏于阴而象于地，故藏而不泻，名曰奇恒之府"。

人体脏腑的藏与泻，不是孤立的是相反相成的。藏是泻的物质基础，泻是藏的必要前提。脏与腑，或寓藏于泻，或寓泻于藏。藏泻相因，以维持正常的生命活动。

五脏多指胸腹腔内组织较充实的器官，其主要生理功能是化生和贮藏精气。阴精是人体赖以生存的物质基础，宜藏不宜泄（"藏而不泻"）。至于"满而不能实"，则进一步说明了五脏只可充满精气，而不容任何浊物糟粕充斥其中。

六腑多指腹腔内中空有腔的器官，其基本性能是消化水谷，分清泌浊，传送糟粕，属阳主动。以通降为主。

奇恒之腑在组织结构上类腑而异于脏，亦是中空有腔的器官：在生理功能上，却类脏而异于腑，主贮藏精气，属阴。如胆主贮藏精汁，脉主贮运血液，脑主藏髓等。

藏泻理论直接指导临床。人体以五脏为中心，脏为主，腑为从。五脏不藏或无所藏，病多危重，如肝不藏血，肾不藏精等。治病则旨在恢复其"藏"的功能。

六腑主"传化物而不藏"，是对六腑生理功能的概括。六腑的生理功能以泻为主，但并非只泻不藏，而是泻中寓藏。如，胃

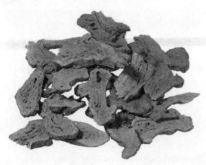

中的水谷正是在"藏"的过程中进行消化的；小肠位居胃之下，盛藏胃中水谷以分清泌浊；膀胱可贮藏尿液，在肾的气化作用影响下，适时开闭，使水液代谢平衡。六腑若只泻不藏，即为病态。如大、小肠不藏可导致腹泻，膀胱不藏可见尿崩等。六腑中的糟粕以下行为顺，"六腑以通为顺"，是在藏泻理论指导下产生的具体治则。如运用"攻下法"治疗急腹症，证明藏泻理论具有重要的实践意义。

藏与泻，是对立的统一。五脏功能虽以藏为主，但藏中亦有泻，如肝藏血，人卧则血归于肝，人动则血运行于诸经，发挥其"目受血而能视，足受血而能步，掌受血而能握"的生理作用，又如肾主藏精，《素问·上古天真论》中指出男子在十六岁时，"肾气盛，天癸至，精气溢泻，阴阳和，故能有子"。说明男子在16岁的时候标志"性机能"基本成熟，肾气已很旺盛，精气充盈而开始排精，开始具有生殖能力，然而成年男子未婚或婚后久旷者，也会出现精液自然外泻。这种因新陈代谢而所必需的"精液外泻"，为正常生理现象，则不属病态。

6.形神相倚，不离不弃

形神是人类生命现象的物质基础。"形"与"神"是生命活动的整体结构，"形"与"神"相互依存，不可分离，藏象学说中的五脏，既是五志所藏的"神脏"，又是五精所藏的"形脏"。

"神脏"是指藏五脏之"神"的心、肝、肺、脾、肾而言，即所谓"心藏神""肝藏魂""肺藏魄""脾藏意""肾藏志"。五脏既为神气所居，故称五脏为"五神脏"。"神、魂、魄、意、志"是人的精神思维意识活动，其以这种活动为起因的矛盾变化，产生和表现为"喜、怒、悲（忧）、思、恐（惊）"的"五志"或"七情"，属于脑的生理活动的一部分。中医学将其分属于五脏，成为五脏各自生理功能的一部分，但总统于心。

"形脏"的概念有二。一是反映生五脏之"形"的心、肝、肺、脾、肾而言，即所谓"心生血""肝生筋""肺生皮毛""脾生肉""肾生骨髓"。五脏所生"形"的生理活动，相应地产生"气、血、精、津、液"等形体活动，以

传统中医理论

这种活动为起因的矛盾变化，产生和表现为"汗、泪、涕、涎、唾"的五液。二是指藏于有形之物（实物）的六腑中胃、大肠、小肠、膀胱四个脏腑。即《素问·三部九候论》所指"形脏四"，即指"传化物而不藏"的胃、小肠、大肠和膀胱。

藏象学说关于形神相得的身心统一观，是脏腑整体生理模式的重要组成部分。人的脏腑功能和生理现象是一个不可分割的整体，没有精神活动的形体和没有形体的精神活动都是不存在的。形脏与神脏的机能活动息息相关。形神是互相依赖、互相联系和互相为用的，是"气"介乎于形神之间的作用机理。如果阴阳平衡协调，则表现为健康无病；如果精气衰竭，则表现为身体损伤，脏腑内在精气的盛衰会表现于外在形体，反映着现象与实质的一致性。

"气"是形神矛盾统一运动的关键，是先天与后天精气化生的生命动力。形神矛盾运动的活动力是自身的元气，它是发于神而见于形的。形病多来自自然因素的六淫所侵，神病多由于社会因素的五志过极，二者既有联系，又互相转化。六淫与七情的因素，都影响到机体的整体关系，无论内因外因，都有"正气先虚，然后邪气据之"的发病规律。六淫之邪伤人，先由体内生理机能失调，阴阳失衡，整体机能发生紊乱，外邪得以乘虚入侵。反之，七情虽属神志的病，又必以外因为条件，因而可能导致营卫不断衰竭的病理反映。例如，神病表现"独闭户牖而处""恶人与火""弃衣而走""登高而歌"。既有内在致病因素，又有外在的致病因素。又如形病表现：肾为胃关，关门开而不合，则病消渴；关门合而不开，则病水肿。二者病危时，皆可以导致神志昏聩，

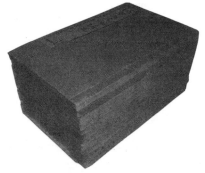

可见神形的病机是互相关联的。这就是形神相倚的整体观。

（二）人体的脏腑与自然界的统一性

1.藏象与时相

时间，是人类生命活动的重要参数，时时刻刻在影响人类及一切生物的生

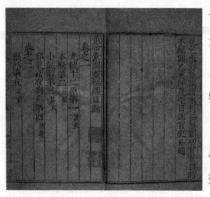

命活动。人体生、长、壮、老、死每个环节，均贯穿着时间的作用。时间的流逝、表现为周期性和节律性变化，无论是人或周围的事物都要与之相适应。历代医家学者在观察岁月流逝、寒暑往复的基础上，研究和推测脏腑功能的时间变化，气血、经脉的应时运行，疾病进退与阴阳寒暑的内在联系，发现藏象与年、季、月、日有非常密切的关系。

从生理角度讲，五脏随时间的盛衰，就像树木的年轮一样存在着规律。五脏的兴衰以十年为一阶段，《黄帝内经》中有"人生十岁，五脏始定，血气已通，其气在下，故好走。二十岁，血气始盛，肌肉方长，故好趋。三十岁，五脏大定，肌肉坚固，血脉盛满，故好步。四十岁，五脏六腑，十二经脉，皆大盛以平定，腠理始疏，荣华颓落，发颇斑白，平盛不摇，故好坐。五十岁，肝气始衰，肝叶始薄，胆汁始灭，目始不明。六十岁，心气始衰，苦忧悲，血气懈惰，故好卧。七十岁，脾气虚，皮肤枯。八十岁，肺气衰，魄离，故言善误。九十岁，肾气焦，四脏经脉空虚。百岁，五脏皆虚，神气皆去，形骸独居而终矣"。是说人生十岁五脏开始了正常的生理活动；二十岁活动比较旺盛；三十岁五脏机能最旺盛；四十岁五脏由气血盛极走向衰退；五十岁肝气先衰，胆汁减少；六十岁心气始衰；七十岁脾气始衰；八十岁肺气始衰；九十岁肾气衰；百岁，五脏皆衰而寿终。

从病理的角度讲，五脏的疾病多"自得其位而起"。如慢性肝炎多在春季复发，慢性咳喘每于入秋发作，出血性疾病多发于炎夏，肾病患者死亡率以冬三月为高，心脏病患者多死于夜半至凌晨，重症肝炎死亡有酉时（晚17点至7点）、亥时（21点至23点）两个高峰的统计曲线等。在疾病过程中，凡脏病起于当愈、当起之时，每逢病脏得生旺之日、之时，其病易愈，此时施治得法，常可使病情向痊愈转化。

2. 藏象与自然

藏象学说的整体观念，还体现在人体与外在环境的有机联系上。人体不仅是一个有机整体，而且与自然界保持着统一性。人产生于自然界，自然界的存在是人类赖以生存的必要条件。人体脏腑所需要的空气、饮食物等都源于自然界，人的生命活动规律必然要受自然环境的影响和制约；机体对自然环境的制约和影响，也必然要做出相应的反应。《黄帝内经·素问》说："天地之大纪，人神之通应也。"这里的"人神"，当指人体生理机制。人体的生理活动规律，与自然界变化的"大纪"（规律）是相适应的。故《黄帝内经·灵枢》说："人与大地相应也。"藏象学说将人与天地置于同一体系中考察研究，强调内外环境的统一性。

《素问·宝命全角论》说："人以天地之气生，四时之法成。"藏象学说应用五行学说，根据人是天地（自然界）的生物之一，人与天地相应的观念，以取类比象的方法，将人体肝、心、脾、肺、肾五大功能系统与自然界的五方、五时、五气、五化等密切联系，勾画了一个寓有深刻科学内涵的整体模式。如以季节气候而言，"五脏应四时，各有收受"。五脏的阴阳属性及气机升降潜藏与五时之气的阴阳消长相互通应。心旺于夏，为阳中之阳，通于夏气；肺旺于秋。为阳中之少阴，通于秋气；肝旺于春，为阴中之少阳，通于春气；肾旺于冬，为阴中之少阴，通于冬气；脾旺于长夏，为至阴之类，通于土气（长夏）。四时之气，更伤五脏，故人应春温之气以养肝，应夏热之气以养心，应长夏之气以养脾，应秋凉之气以养肺，应冬藏之气以养肾。

五脏之气的虚实强弱与四时气候的变化有密切的关系，人体脉象亦随四时气候变化而变动。《素问·脉要精微论》："四变之动，脉之与上下""春日浮，如鱼之游在波；夏日在肤，泛泛乎万物有余；秋日下肤，蛰虫将去；冬日在骨，蛰虫周密"。春夏脉多浮大，秋冬脉多沉小，这种脉象的浮沉变化，也是机体受寒暑更替的影响，在气血方面适应性调节的反映。

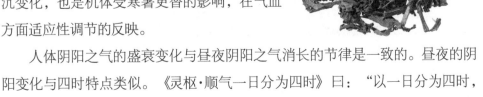

人体阴阳之气的盛衰变化与昼夜阴阳之气消长的节律是一致的。昼夜的阴阳变化与四时特点类似。《灵枢·顺气一日分为四时》曰："以一日分为四时，朝则为春，日中为夏，日入为秋，夜半为冬。"人体阳气白天多趋向于表，夜晚

中医藏象学说的奥秘

多趋向于里，如《素问·生气通天论》曰："故阳气者，一日而主外。乎旦人气生，日中而阳气隆，日西而阳气已虚，气门乃闭。"反映了人体在昼夜晨昏的自然变化过程中生理活动的适应性。

地区方域对人体也有影响。不同的地区气候、水土、饮食、居处以及生活习俗等方面有很大差异，从而使人的体质和发病倾向极不相同。如江南多湿热，人体腠理多疏松；北方燥寒，人体腠理多致密。藏象学说按五行特性将五脏与五方沟通，东方属木，主升发，与肝气相适应；南方属火，主生长，与心气相适应等，从脏腑发病特点及病理变化等方面去认识和研究人与自然的内在联系。

机体内在的平衡协调和人体与自然界（季节、气候、生化及地理环境等）的整体统一，是人体得以生存的基础，但这种平衡协调，整体统一，又有赖于经络联结和传导的作用。所以《灵枢·经别》说："十二经脉者，此五脏六腑之所以应天道也。"

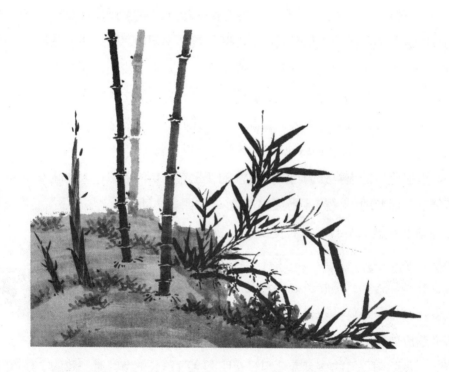

四、古人对藏象学说的发展

藏象学说自《黄帝内经》之后，随着社会生产力和自然科学的不断发展，历代医家在《黄帝内经》的基础上，对藏象理论作了不断的充实和提高。

（一）生理病理方面

后汉张仲景所著《伤寒论》和《金匮要略》较为系统地反映了脏腑功能失调的病变。《金匮要略·脏腑经络先后病脉证》篇中明确指出："若五脏元真通畅，人即安和。"因此各种致病因素作用于人体，使脏腑功能失调，不仅可以导致疾病发生，而且还直接影响着疾病的发展和转归。

张仲景对脏腑的论述，在其著作中表述了任何疾病都与脏腑功能失调有关，而临床症状则是脏腑功能失调的反应，为藏象学说在临床医疗方面的应用明确了方向，使中医藏象学说更加丰富充实，切实可行，对后世脏腑辨证论治的继续完善产生了深远的影响。

后汉华佗著《中脏经》是我国早期脏腑辨证的医籍之一，在《素问》《灵枢》的基础上，对脏腑的病证进行了初步整合，把脏腑辨证的理论系统化，从平脉辨证的角度研究脏腑虚实寒热的病症。例如辨肝的脉证，首先明确肝的生理属厥阴，主春气，与少阳胆为表里，并以"嫩而软，虚而宽"描写肝主柔和、疏泄的特征；其次分析肝主弦脉，而有弦长、弦软、弦实、弦虚之不同，及其所主太过、不及的病变；又其次从肝的病脉缓、急、大、小、滑、涩六个方面，提出其不同主症；最后分析肝病的发展和转归，最后列出肝中寒、肝中热、肝虚冷三大症候。其他脏腑详略虽有不同，其体例大致如此。

唐代孙思邈的《备急千金要方》，较大篇幅类列了

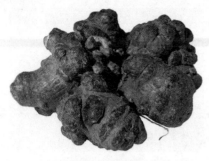

脏腑虚实病证治方，以五脏六腑为纲，寒热虚实为目，并在每一脏腑之前用极其简练的语言勾画该脏的形态、生理、病理、脉证和内外联系，如心脏，"心主神，神者，五脏专精之本也，为帝王，监领四方""夫心者火也，肾者水也，水火相济""凡心藏象火，与小肠合为腑，其经手少阴，与太阳为表里，其脉洪，相于春，旺于夏"。心之病证则有"心虚实""心劳""脉极""脉虚实""心腹痛""胸痹""头面风"等。而这些病证，又大多是以脏腑为纲，分别见于其他各脏腑。如以病为纲结合起来，则每一种病证，又可以看到五脏六腑总的病情变化。并有生克乘侮的复杂演变，缓急相宜，颇为易学易用。

宋代钱乙在其著作《小儿药症直诀》中，论治疾病以脏腑辨证为宗旨，在理论上继承《黄帝内经》《难经》《金匮要略》《中脏经》《千金方》等前人之说的基础上，又赋予新的内容，并将这一理论与儿科的临床实践相结合，创立了五脏相胜相乘的"五脏证治"的治疗体系。在著作中先列出五脏生理特点，然后是病理特点、病证（虚实）、临床表现、治疗方药。

钱乙特别注意辨别脏腑虚实和五脏之间的生克制化关系，例如肺病又见肝脏证候者，若肝虚于肺脏（不能胜肺），其病易治；若肝强实于肺脏（反胜肺者），则其病难治。这好比"肺""肝"统帅的大军历经杀场，损兵折将，元气本来已经大伤，还在同一战场相遇，要想通过战胜对方来补充自己的兵力。"肺"统帅的大军取胜的先决条件是什么呢？这就要看"肺"所统帅的大军整体实力是否强于"肝"统帅的大军。要强于"肝"所统帅的大军则"肺"所统帅的大军元气就容易通过一场战役恢复过来，否则"肺"所统帅的大军就很可能损失更重，元气很可能大伤，以致无法恢复。其他诸脏，可以类推。至于治疗，亦要考虑病情的新久虚实。还以肺病为例，当肺脏久病多虚之时，在对其进行治疗的同时应考虑到适当补养肺的母脏——脾脏，以增加其后援，即"虚则补其母"；当肺脏新病多实之时，在对其进行治疗的同时应考虑到适当疏泻肺的子脏——肾脏，以增加其消耗，即"实则泻其子"。

此外，五脏论证，还在各方面应用，如面诊，左腮为肝，右腮为肺，额上为心，鼻为脾，颏为肾，见赤色者为热病，随证治之。如一日分四时，早晨寅卯辰时肝旺，中午巳午未心旺，日晚申酉戌肺旺，夜间亥子丑肾旺。肝旺当补肾治肝等，亦有一定规律可寻。如一年分五脏，肝病见于秋令，肺病见于春令，心病见于夏令，肾病见于冬令，脾病见于四旁等，皆有相胜轻重之变，当分其顺逆难易而治之。

金代张元素的易水学派是以脏腑证候的病机及其治疗作为研究课题，在藏象学说方面取得了重大成就的一个学派。张元素承诸家脏腑之说，自成其从脏腑寒热虚实以言病机辨证的学说体系，内容包括脏腑的正常生理、虚实寒热脉证、疾病的演变预后和补泻温清的常用药方等四个方面。这一脏腑辨证说不简不繁，经验中富有理论，比前人之论有所提高。

李杲在其师张元素"脏腑论病"观点的启示下，别开蹊径，阐发《素问》土者为万物根本的理论，提出了"内伤脾胃，百病由生"的论点，而创立了"脾胃学说"。他认为脾胃是元气之本，为精气升降运动的枢纽，脾胃之病，多由于虚损，脾胃虚则元气不足，"脏腑、经络皆无所受气而俱病"，以致"九窍不通""诸病所生"，故治疗当以补益脾胃为主。李杲在《脾胃论》《内外伤辨惑论》《兰室秘藏》等著作里，着重阐明了脾胃的生理功能，内伤病的病因病理、鉴别诊断、治疗方药等一系列问题。李杲认为，内伤病的形成，乃是气不足的结果；而气之所以不足，实为脾胃损伤所致。

李杲认为，自然界一切事物都是时刻运动着的。其运动形式，主要表现为升降浮沉的变化，如春夏地气升浮而生长，万物由萌芽而繁茂，秋冬则天气沉降而杀藏，万物始凋落而收藏，唯长夏土气居于中央，为浮沉变化的枢纽。而人身精气的升降运动，则赖脾胃居于其中以为枢纽。李杲认为，若脾胃气虚，升降失常，则内而五脏六腑，外而四肢九窍，都会发生种种病证，而尤以气虚"阴火"最为突出，因而在治疗上突出对脾胃升阳益气药物的运用和处方。从一升一降、一上

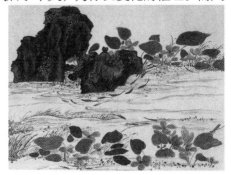

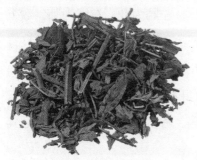

一下两个方面，提出"肺之脾胃虚"及"肾之脾胃虚"，并加以阐发。

易水诸家之说，前后相承，各具物色，蔚然成为我国医学史上的"脏腑学派"。与李杲同时代而稍晚的朱丹溪，重视人体相火与脏腑关系的研究，提出人身相火"寄于肝肾二部"，以肝肾精血为物质基础，相火之动正常与否和五脏功能活动有关，因为"胆者肝之府，膀胱者肾之府，心包络者肾之配也，三焦以焦言，而下焦司肝肾之分，皆阴而下者也"。凡七情六欲之伤常先激起"脏腑之火"，如"醉饱则火起于胃，房劳则火起于肾，大怒则火起于肝"（《格致余论·疝气论》），然后煽动相火，即所谓"五脏各有火，五志激之，其火随起"。丹溪创造性地将相火的研究与脏腑学说融于一体，观点新颖，对后世影响颇大。

明代，藏象学说继续发展，并有许多新的突破，对命门、脾胃等内容的研究日趋深化，各种学说纷至沓来，大都对《难经》左肾、右命门之说提出异议，并进一步探索它对人身的重要作用。其中以温补学派的薛己、孙一奎、赵献可、张景岳等医家之论最为卓著。

明代温补之先驱薛己，重视脾胃与肾命在生理、病理上的联系，认识到"人体脾胃充实，营血健壮，经隧流行而邪自无所容""人之胃气受伤，则虚证蜂起"。脾肾亏损之病，或因脾土之虚而致肾亏，或因肾亏而不能生土，二者之间存在互为因果的关系。薛氏的思想对当时医学理论研究和脏腑辨证施治方面颇有启示。

孙一奎是命门大家中最早的一位，创立"命门动气"学说。他自幼研《易经》，承袭朱丹溪"人身必有一太极"的思想，将理学当中的"太极"理论融入到医学当中，结合《难经》原气之论来阐发命门。同时，他又进一步摆脱了《难经》"左肾右命门"的老套路，提出："命门乃两肾中间之动气，非水非火，乃造化之枢纽，阴阳之根蒂，即先之太极。五行由此而生，脏腑以继而成。"（《医旨绪余》）可知他所描述的命门是先于脏腑的存在，用"太极之本体"来形象地比喻命门在人身的重要地位和作用，是得以生成五脏六腑的根源所在。

赵献可提出君主命门说，他认为命门位处两肾中间，彻底与肾脏脱离，而成为主宰十二官的"真君真主"，其功能位于五脏六腑之上，为"主宰先天之体"，有"流行后天之用"。赵献可运用《易经》中"坎"卦的理论来解释肾与命门二者之间的关系，认为两肾有形属水，命门无形属火，其位居两肾中间，即"一阳陷于二阴之中"，阴中有阳才能化气而产生生命，而命门之火的作用则始终居于主导地位。赵献可的命门理论受到理学、易学及道教等多方面思想的影响，承前启后，对后世影响很大。

学验俱丰、名噪医林的张介宾（号景岳）在总结前人成就的基础之上，对于命门学说进行了系统深入的论述及阐发，提出水火命门学说。张介宾大量运用太极阴阳理论阐述命门，认为命门为人身之太极，是人体生命的本源，统括阴阳、五行和精气。同时，命门兼具水火，阴阳本同一气，水火之于人身，即是阴阳精气，从而把人体阴阳、精气与水火有机地联系在一起。张介宾的水火命门学说结合易学思想把祖国医学的阴阳理论发展到了一个崭新的高度，从太极一气到两仪阴阳，化生"先天无形之阴阳"，继而再生成"后天有形之阴阳"，以元阳之火论生命活动的功能，以真阴之水论气血津液和脏腑，以水火的关系体现了阴阳互根、互用与相互制化的思想，在其著作中，阴阳互根、水火同源、精气互生的理论贯穿始终。张介宾的水火命门学说，将阴阳、水火、精气的理论与命门学说有机地联系在一起，使之达到了前所未有的高度及水平，成为明代命门理论的集大成者。

明代医学家李时珍率先提出"脑为元神之府"，在"心主神明"的基础上，扩大了对"神"的生理功能的认识。

李中梓在脏腑研究方面，集各家之说，明确提出先后天根本论。人体精血之源在乎肾，阳气之源在于脾，因此治疗亦重在脾肾。在脾肾关系方面，他主张滋养化源重在治脾以补土，运化不健当补益命火以助运。李氏这一理论，既蕴涵了前贤精华，又不乏新的创见，对后世藏象学说的发展和藏象理论的应用，均有一定的启迪作用。

中医藏象学说的奥秘

(三) 病变规律方面

1. 外感疾病

一般而论，外感病发于表，发展变化过程自表入里、由浅而深的传变。故外感病基本是表里传变，但内传入里后，亦见脏腑间的传变。不同的外感病，其病位传变的形式又有所区别，主要有卫气营血和三焦传变。

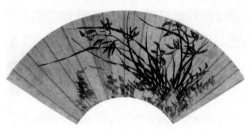

卫气营血传变：卫气营血传变，是指温热病过程中，病变部位在卫、气、营、血四个阶段的传移变化。卫分是温病的初期阶段，病位在肺卫；气分为温病的中期，病位在胃、肠、脾及肺、胆；营分是温病的严重阶段，病位在心包及心；血分属温病的晚期，病位在肝、肾及心。卫气营血传变，一般从卫分开始，发展传为气分，再入营分，而血分。反映病邪由浅入深，病势由轻而重的发展过程，称为"顺传"。若邪入卫分后，不经过气分阶段，而直接深入营分或血分，称为"逆传"，反映了传变过程渐进与爆发之不同。此外，卫气营血传变，还有初起即不见卫分阶段，而径入气分、营分者；亦有卫分证未罢，又兼见气分证而致"卫气同病"者；或气分证尚存，同时出现营分、血分证而成"气营两燔""气血两燔"者；更有严重者为邪热充斥表里，遍及内外，出现卫气营血同时累及的局面。总之，卫气营血病位传变，由于正邪斗争的不同结果，可有多种传变次序。一般由卫分、气分传至营血，病情多由轻变重、由浅入深，病势则趋向恶化；而病变由营血传出气卫，病情由重变轻、由深出浅，病势则趋于好转或向愈。

三焦传变：此三焦是人体上（肺、心）中（脾、胃）下（肝、肾）部位的划分，也是诸气与水液上下运行的通路，因而也可作为病位转移的途径。温病的三焦传变，是对温热病三个不同发展阶段的病变规律和本质的阐释，由部位三焦的概念延伸而来。三焦传变，是指病变部位循上、中、下三焦而发生传移变化。三焦传变是温病的主要传变形式。温热病邪，多自口鼻而入，首先侵犯上焦肺卫。病邪深入，则从上焦传入中焦脾胃，再入下焦肝肾。疾病由浅入深，由轻而重的一般发展过程，故称之为顺传。如果病邪从肺卫直接传入心包，病情发展恶化，超越了一般传变规律，故称为逆传。即如吴瑭所说："肺病逆传，则为心包。上焦病不治，则传中焦，胃与脾也；中焦病不治，即传下焦，肝与肾也。始上焦，终下焦。"（《温病条辨·卷二》）疾病之所以顺传和逆传，主要取决于正邪双方力量的对比和病邪的性质。若疾病好转向愈，则可由下焦向上焦传变。

2. 内伤疾病

内伤病是内脏遭到某些病因损伤所导致的一类疾病。因此，内伤病的基本病位在脏腑。人体是以脏腑为核心的有机整体，脏腑之间在生理上密切相关，在病理上则可通过经络、精气血津液等的相互影响，以及位置相邻，而在脏腑之间发生传变。所以，内伤病的基本传变形式是脏腑传变。另外，脏腑与形体官窍之间，在生理上相互联系，在病理上也相互影响，故内伤病也可在脏腑与形体官窍之间传变。

脏与脏传变：即指病位传变发生于五脏之间，这是内伤病最主要的病位传变形式。五脏之间通过经络相互联系，在生理功能上密切相关而又协调平衡，在精气血津液的生化、贮藏、运行、输布等方面存在相互依存、相互为用又相互制约的关系。因而，某一脏的病变，常常影响到他脏而发生传变。例如心与肺、心与脾、心与肝、心与肾之间，其病变都可以相互影响。

心与肺同居上焦胸中，心主血脉，肺主气，而宗气"贯心脉而行呼吸"。所以，疾病在心与肺的两脏之间的传变，主要是心血与肺气病变的相互影响。临床上，心运血功能失常，可以导致肺气郁滞，宣降失司，而见咳喘不得平卧。肺病日久，吸清呼浊功能异常，气病及血，可致肺气胀满，心血淤阻，发生心悸、胸闷、口唇爪甲青紫等症。另外，心与脾之间，主要是心血、心神与脾气运化病变的相互影响；心与肝之间，主要是心血与肝血、心神与肝失疏泄情志病变的相互影响；心与肾之间，主要是心肾阴阳不交与精血亏损病变的相互影响。由

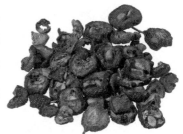

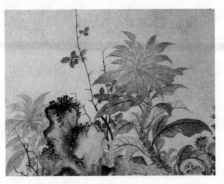

此可知，由于两脏之间生理功能的联系各不相同，所以其病理传变情况也各不一样。

脏与腑传变：是指病位传变发生于脏与腑之间，或脏病及腑，或腑病及脏。其具体传变形式则是按脏腑之间表里关系而传。如《素问·咳论》说："五脏之久咳，乃移于六腑。脾咳不已，则胃受之……肺咳不已，则大肠受之。"这是由于心与小肠、肝与胆、脾与胃、肺与大肠、肾与膀胱等表里相合脏腑之间，有经脉直接属络，从而使病气得以相互移易。如肺与大肠表里相合，脏腑气化相通，大肠得肺肃降之气而后传导排便。若肺气壅滞于上，肃降失职，则可致大肠腑气不通而发生便秘；而大肠实热，积滞不通，亦反过来影响肺气的肃降，从而发生气逆喘咳。故肺病可传至大肠，大肠病又可累及于肺。他如心火移热于小肠；小肠有热，循经上熏于心；脾运失职，影响胃的受纳与和降；食滞于胃，导致脾失健运等等，均为脏腑表里相传的疾病传变。应当指出，脏腑表里相合关系的传变，并不是脏与腑之间病位传变的唯一形式，如肝气横逆犯胃；寒凝肝脉导致小肠气滞等，虽是由脏传腑，但不属于表里相合传变。

腑与腑传变：即是指病变部位在六腑之间发生传移变化。六腑生理功能各有不同，但都参与饮食物的受纳、消化、传导和排泄，以及水液的输送与排泄，并始终维持着虚实更替的动态变化。若其中某一腑发生病变，则势必影响及另一腑，导致其功能失常。如大肠传导失常，腑气不通，下游闭塞，则可导致胃气上逆，出现嗳气、呕恶等症状；若胃中湿热蕴结，熏蒸于胆，则又可引起"胆热液泄"，而出现口苦、黄疸等症。可以看出，任何一腑的气滞或气逆，均可破坏六腑整体"实而不能满""通而不宜滞"的生理特性，从而使病变部位在六腑中发生相应的传变。

形脏内外传变：包括病邪通过形体而内传相关之脏腑，及脏腑病变影响形体。外感病邪侵袭肌表形体，由经脉传至脏腑，是内伤病发作、加重的重要原因，有关内容已在表里传变和外感病传变中论及。某些形体组织的病变，久则可按五脏所合关系，从病变组织传入于本脏，而发展为内伤病证。反之，病变

传统中医理论

64

可由脏腑传至经脉，亦可反映于体表。如《素问·咳论》说："皮毛者，肺之合也；皮毛先受邪气，邪气以从其合也。其寒饮食入胃，从肺脉上至于肺则肺寒，肺寒则外内合邪，因而客之，则为肺咳。"说明了风寒之邪侵袭肌表，客于皮毛，然后内合于肺。至于其内合于肺的机理，则是"外内合邪"。因已有过食寒凉生冷饮食，损伤脾胃阳气，手太阴肺经起于中焦（相当于胃的中脘部），胃寒阳衰，可通过经脉影响于肺，而致肺阳不足，宣发失职，若再有风寒之邪外袭，则因肺阳虚衰，卫外功能减退，因而客肺而发生咳嗽、喘促等病变。

（三）用药规律方面

五脏五味补泻理论最早源于《黄帝内经》，是正确阐释中药归经理论的源头之一，对指导临床灵活遣方用药有着深远意义。金元时期张元素，师法张仲景，探究《黄帝内经》，遣方用药的理论是其学术成就的重要一方面。而就理论概括来说又有几个主要组成部分，其独到的用药经验，对后世临证遣方用药给予莫大启示，临床价值很高。

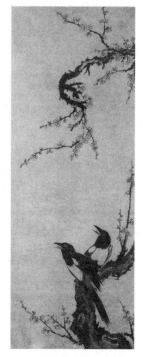

张元素在《医学启源》中提出了脏腑法时补泻法，如"脾苦湿，急食苦以燥之，白术"。药物的归经，也是张元素创建的，认为取各药性之长，使之各归其经，则力专用宏，疗效更显著。在《医学启源》中提出了去脏腑之火，不但提出了每一脏腑的泻火药，还提出了各药相互配合如何去脏腑之火。如，黄连可以泻心经之火，同时还可以与柴胡相配合以泻肝火等。在《医学启源》中提出了各经行经药，如，手太阳小肠经走向从手小指外侧末端开始，沿手臂外后侧，进入锁骨上窝，通过心、食管、膈肌，到胃及小肠。在锁骨上窝处，它的另二支脉上行沿颈旁，向上到面颊，分别到内外眼角，及耳中。所以引经上行用羌活，下行用黄柏。其他各脏腑经脉用药使然。

张元素的脏腑经络用药规律成为临床用药法则之一。他还把钱乙的地黄丸、泻青丸、安神丸、泻心汤、导赤散、易黄散、泻黄散、阿胶散列为五脏证治的固定

中医藏象学说的奥秘

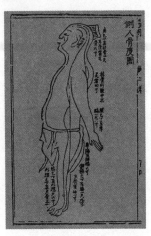

方剂，作为五脏证治的标准。

王海藏据《素问·脏气法时论》中之五藏苦欲补泻之论，并以《难经》"虚则补母，实则泻子"之义，为其遣用方药立说，名曰："五脏苦欲补泻药味"，载于所著《汤液本草》之首。明代缪仲淳又从而发挥之，他在《先醒斋医学广笔记·五脏苦欲补泻论》说："五脏之内，各有其神，神各有性，性复各殊。神也者，阴阳不测之谓也。苦欲者，犹言好恶也，违其性故苦，遂其性故欲。欲者，是本脏之神所好也，即补也。苦者，是奉脏之神之所恶也，即泻也。"他认为"肝为将军之官，言不受制者也，急则有摧折之意焉，故苦而恶之。缓之，是使遂其性也"。"言其不受制"，是从肝容易亢逆的病变而言，颇有现实意义。

在药物归经方面，自张元素提出药物归经理论，明清医家多从五脏六腑十二经脉分析病证，对于奇经八脉少有论及。叶天士总结奇经治法用药，开拓了新的门径。叶天士指出，奇经与肝肾关系最为密切《临证指南医案·诸痛》："医当分经别络，肝肾下病，必连及奇经八脉，不知此者，宜乎无功。"叶天士填补奇经，多选择血肉有情之品，如鹿茸、鹿角胶、紫河车、龟板、淡菜等，认为"余以柔济阳药，通奇经不滞，且血肉有情，栽培身内之精血，但王道无近功，多用自有益"（《临证指南医案·疟》），对于八脉的不同病症，叶氏总结出不同的治疗方法和用药规律，如强调调畅气血治疗冲脉方面的疾病，以冲脉隶属阳明，又有通补阳明以治冲脉病证的方法，加用半夏、厚朴、茯苓、姜汁之类，认为"龟体阴，走任脉""鹿性阳，入督脉"，至于气血失和而致阴精难济，任脉为病，或由于督脉为病，导致阴阳失其维系者，又与调冲、补督之法并用；带脉为病下焦不固所致之带下、淋浊之类，在补肝肾之外，配以五味子、湖莲肉、芡实、金樱子、山药之类等。

（四）五脏治法方面

1. 肝

早在《素问·脏气法时论》中就有"肝病者，两胁下痛引少腹，令人善怒"

的记载，历代医家在此基础上认识更加深入。如明朝医家李梴《医学入门》提出：以小柴胡汤加川芎、当归、白芍、苍术、青皮、龙胆草或黄连丸；四物汤加柴胡治肝血虚。叶天士以辛香通络、甘缓理虚、辛泄宣淤等法治胁痛之久痛入络者。林佩琴《类证治裁》分肝郁、肝淤、痰饮、肝虚诸类，对叶氏治法亦颇多发挥。

清代王旭高根据肝病的肝气、肝风、肝火三个方面的证候，提出了治肝三十法，具有实践意义。在肝气方面，定出八个治法：疏肝理气法、疏肝通络法；柔肝法、缓肝法、培土泄木法、泄肝和胃法、泄肝法、抑肝法。在肝风方面，定出了五个治法：熄风和阳法、熄风潜阳法、培土宁风法、养肝法、暖肝法。在肝火方面，定出了十个治法：清肝法、泻肝法、清金制木法、泻子法、补母法、化肝法、温肝法、干肝法、散肝法、搜肝法。此外，还提出了不论肝气、肝风、肝火，都可适当使用的七个治法：补肝法、敛肝法、镇肝法、补肝阴法、补肝阳法、补肝血法、补肝气法。

2. 心

张仲景在《金匮要略》中正式以惊悸为病名，并有"动则为惊，弱则为悸"的记载。《伤寒论》载炙甘草汤治"脉结代""心动悸"，沿用至今。

宋代严用和认为心虚胆怯会发生心悸、健忘，宜"宁其心以壮胆气"，选用温胆汤、远志丸作为治疗方剂，用安神定志人参丸治疗心虚、血气衰少。精神昏瞆。

由此，历代医家对心的论治渐有发挥多从补心血、益心气入手，如明代张介宾等。明代李中梓、清代林佩琴皆提出宜交通心肾，在《类证治裁》中主张"治健忘者，必交其心肾，使心之神明，下通于肾，肾之精华，上升于脑，精能生气，气能生神，神定气清，自解遗忘之失"。

清代王清任、唐容川认为淤血可导致心悸。《医林改错》说："心跳心忙，用归脾安神等方无效。用此方百发百中。"唐容川《血证论》亦说："凡思虑过度及失血家去血过多者，乃有此虚证，

中医藏象学说的奥秘

否则多挟痰淤，宜细辨知。"丰富了对心病的治法。

3. 脾

唐宋时期的医学著作，虽对脾脏的治则理论方面未见更多的论述，但搜集方药丰富。如《千金方·脾脏方》之槟榔散、《本事方》的枳壳散、《局方》的和胃散、参苓白术散等，都是调理脾胃，消补兼施的处方。

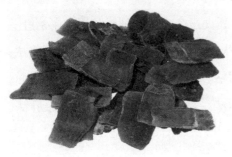

金元之际的李杲大倡脾胃内伤之说，在治疗上着重于对脾胃升阳益气药物的运用和处方。由于其立方顺应了脾胃的生理特性，故被广泛地用于脾胃气虚或内伤发热诸病中。

明清医家对脾阴的证治颇多发挥，唐容川提出"甘淡养脾"，吴澄倡导"芳香甘干"法，制中和理阴汤、理脾阴正方，确是补脾阴的有效方剂。缪仲淳则认为宜甘寒滋阴。创立了滋脾方剂资生丸，于脾脏气阴两伤兼脾胃气滞之证，效果很好。

清叶天士根据脾胃的生理特性。提出"脾宜升则健，胃宜降则和"。对于胃阴虚患者，强调滋养胃阴，以助胃气。对于脾胃两虚者、强调脾胃两顾，既防其过燥，又防其过温，较李杲治法，更臻全面。

4. 肺

汉代张仲景在《伤寒论》和《金匮要略》中对咳嗽、痰饮、哮喘、肺痨、肺痈等作了许多具体论述，所创治疗伤寒表不解，心下有水气干呕发热而咳的小青龙汤、寒饮咳喘气逆的射干麻黄汤、治寒饮内停的苓甘五味姜辛汤、治疗肺痈的葶苈大枣泻肺汤、治疗肺痨的麦门冬汤等，至今仍为临床常用。

金元四大家对肺系疾病的治疗，亦多有创见。如张子和 《儒门事亲》对风、寒、暑、湿、燥、火六种咳嗽，分别制定了相应方剂。《丹溪心法》则结合四时变化及一日中的咳嗽时间，分析病机，进行论治。

明朝李梴《医学入门》治肺以外感、内伤分类，王肯堂、赵献可、张介宾等进一步论述了咳嗽与脾、肺、肾三脏的关系，并强调肾的重要，对火烁肺金之咳，力斥寒凉之弊。张介宾提出治疗外感咳嗽宜以辛温为主，但应根据不同岁气施治，内伤咳嗽以阴虚为主，治以滋阴，但是虚寒咳嗽不已又当补阳。

《医宗必读》提出治肺痨"补虚以补其元，杀虫以绝其根"的治疗大法，

传统中医理论

其中特别强调杀虫："能杀其虫，虽病者不生，亦可绝其传疰耳。"王绮石《理虚元鉴》总结了治肺的经验，认为"治虚有三本，肺脾肾是也。肺为五脏之天，脾为百骸之母，肾为性命之根，治肺、治脾、治肾，治虚之道毕矣"。所载清金养荣丸、清金百部汤、固金养荣汤等，丰富了肺系疾病治疗的内容。

5.肾

汉代张仲景对于肾阳虚水泛，或大病伤肾阳，有真武汤、四逆汤等温肾回阳之剂；肾气不足、早泄、失精者，用肾气丸，成为后世补肾之祖方。如钱乙六味地黄丸，张介宾之左归丸、右归丸、都气丸、八仙长寿丸、杞菊地黄丸、明目地黄丸等，皆从此方衍化而来。

元代朱丹溪提出人身相火寄于肝肾二部，以肝肾精血为其物质基础，若相火内动，必然消耗阴精，故补阴必兼泻火，而泻火即所以补阴。在处方用药上，补阴还有补阴精与补阴血之分。凡阴精虚而相火旺者用大补阴丸；阴血虚而相火旺者用四物汤加知母、黄柏。丹溪的滋阴降火法为治疗肾阴（精）虚增添了新的内容。

明代张介宾认为精血之生皆为阳气，为性命之源，欲有生者，可不以此阳气为主。如"天癸"的来迟，正是由于阳气之生机未至；"天癸"的去早，亦正是由于阳气生机之早衰。故制右归丸，所以培右肾之元阳；右归饮，所以治命门之阳衰阴胜者。

张介宾对肾之真阴十分珍视，认为用六味或八味丸以益真阴，仍有不足之处，减去张仲景《金匮要略》中六味或八味丸里的茯苓、泽泻，以防渗利太过，自制左归丸、左归饮两方，前者以培左肾之元阴，后者以壮命门之真水。突出了肾虚证温补之法。

自宋代钱乙提出"肾无实证"，后世医家都从补肾温阳、滋阴益精立法。张锡纯《医学衷中参西录》载，因肾经实热所致嗜睡症，用黄柏、知母、茯苓、泽泻清泻肾火而愈。

藏象学说经过历代各医学家的互相发展，其理论体系、理法方药日趋丰富。

四、古人对藏象学说的发展

藏象学说自《黄帝内经》之后，随着生产力和自然科学的不断发展，历代医家在《黄帝内经》的基础上，对藏象理论作了不断的充实、发展和完善。藏

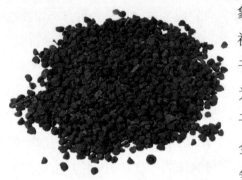

象学说的发展和一定的社会现实状况和社会思潮紧密地联系在一起，在社会处于激烈变动的时期，这一特点表现得尤为明显。如前面所提及的春秋至秦，诸子蜂起，百家争鸣，藏象学说应运而生；金元之际，民族矛盾极为尖锐，内外战争非常激烈，逐步出现了金元医家的各抒己见和理论创新。到了清末至民国初年，西方医学随同帝国主义的文化侵略进入我国，对中医药学尤其是藏象学说产生了猛烈撞击，伴随着中西医学理论的争辩，不同主张的争论，因此形成了中西汇通流派。任何一门学科都有从形成、充实、发展到逐步系统完善的过程，每个时代都有超越前人的研究水平。藏象学说也不例外，藏象学说在其发展过程中，由于历代医学家的充实和完善，从而成为中医理论体系的核心部分。

(一) 近代研究进展

由于现代医学的传入，出现了中西汇通的新趋向，对藏象学说的理论和治疗实践带来了一些新的影响。近代我国变成了一个半殖民地半封建的社会，买办思想比较昌盛，统治阶级对民族文化遗产采取了全盘否定的态度，认为中医不科学，甚至提出了"废止旧医以扫除医事卫生之障碍案"，企图消灭中医，使中医学术饱受摧残。同时，也由于现代医学的传入，给中医学带来了巨大的影响。藏象学说也受一定程度的客观影响，试图走中西汇通的道路，许多中医自

传统中医理论

发地学习现代医学，乐于接受西医知识，在治疗上吸取现代医学的某些有效方法，在理论上探索中、西医之异同，企图折中归一，出现了具有进步思想的中西"汇通派"。持这一学术观点的主要代表及著作，有唐容川的《中西汇通精义》、朱沛文的《华洋脏象约纂》、张锡纯的《医学衷中参西录》、恽铁樵的《群经见智录》等。中西医汇通是这一时期的主流。

清末至民国期间，社会急剧变革，西方医学的涌入对藏象学说的理论和治疗实践带来了某些新的影响。中西医汇通是这一时期的主流，涌现出不少著名的汇通医家，其中最有代表性的医家有唐宗海、张锡纯、恽铁樵、陆渊雷等，他们的汇通思想由浅到深，由以中医学为主体发展到以改进中医为目的的中西医汇通思想。

在藏象理论的研究方面，张锡纯对于西医的生理解剖知识，一方面肯定其先进性；另一方面，又指出其局限性、片面性，他汇通的出发点是不想打乱或否定中医的理论，而是借用西医的生理解剖知识，反证中医藏象理论的正确和先见。基于此，能汇通则汇通之，不能汇通则存异。

恽铁樵在《群经见智录·五行之研究》提出"《内经》之五脏非血肉的五脏，乃四时的五脏"。揭示了中医藏象理论综合整体观的本质。应该说，中医的藏象经络等学说都是在"天人相应"的基础上衍生出来的，从自然界——人体生理去认识脏腑经络的本质，从而道破了中西两种医学体系之间方法论的小同特点。他在强调这个根本区别的基础上，提出从深入研究中西医各自的特点和长短，来寻找两者的结合点。这对于我们现代的中西医结合研究很有借鉴意义。

陆渊雷主张"中医科学化"，由于其在科学上忽视了中医理论的特点及其与西医本质的区别，提倡用西医西药知识来提高中医，其错误要害是抹杀了中医理论的科学性，违背了辩证唯物主义认识论原则，这显然存在着很大的片面性。

虽然中西医汇通在藏象学说的研究上没有达到汇通的目的，但他们的革新思想，以及他们用不同的思想方法，从不同的角度对藏象学说探索

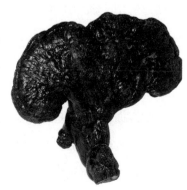

性的研究，对我们今天指导藏象学说的研究仍有借鉴的意义。

(二) 现代研究进展

藏象学说贯穿在中医病因学、诊法、辨证和治法等各个方面，是中医理论体系的重要组成部分。近年来，国内学者对此运行了广泛的研究，取得了很大

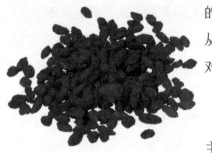

的进展，大大丰富了既往的认识和实践。兹从理论探讨、临床研究和实验研究三个方面对有关研究概况综述于后：

1. 理论探讨

脏腑功能的专题讨论：一些学者对"肝主疏泄""凡十一脏取决于胆""肺主治节"等理论均有探讨，如盛增秀等指出，所谓"肺主治节"，就是指肺气对其他脏器及营卫气血有一定的调节功能。有人研究了肺对血压的影响未证实这种"治节"作用。认为"肺在维持外周血管阻力及保持血压稳定起着重要作用。

探讨某些术语的概念：藏象学说中的某些术语，在概念上几经演变其说不一。如郭铭信将三焦的涵义整理为四个方面：源于《内经》为六腑之一（有形）；见于《难经》(有名而无形)；作为人体上中下三部分的部位名称；为湿温病中的三焦术语，如称"少阳三焦"。前二个方面是指三焦的气化作用，而在临床应用上，三焦主要作为人体上中下三部名称，用来辨别病位。三焦辨症是温病学的一种辨症方法。又如命门与肾阴、肾阳的概念，邵念方指出肾与命门关系极为密切，临床上每见命门衰微者，多包括肾病症状，但二者又不能混为一谈。蔡友敬认为命门包括命门元火和命门真水，前者是生命的根本动力，后者是生命的根本物质。上述探讨均有助于对命门、三焦的正确理解。

阐发各家理论：对古代医家有关藏象理论的继承和阐发也是研究藏象学说的一个方面。如邓铁涛将李杲脾胃学说的主要论点归纳为内因脾胃为主论、升发脾阳说、相火为元气之贼说和内伤发热辨等四方面。有人还对前贤归经理论结合藏象学说进行探讨，如杨秉晨认为药物归经理论是药物对脏腑经络选择性

作用的客观总结，对临床正确运用方药以及根据五味与归经的关系加工炮制中药都有其指导意义。王少华认为，张仲景对归经理论的贡献更早于张洁古、李杲。按归经规律用药，临床上有很大的现实意义，应该在继承基础上，加以完善和提高。

引用系统论、控制论等进行阐发：近年有人对藏象学说结合现代自然科学和哲学理论进行研究。如王琦等引用美籍奥地利理论生物学家一般系统论创始人路德维希·冯·贝塔朗菲的观点论证藏象学说的整体恒动观：一是系统观点。一切有机体都是一个整体一个系统。二是动态观点。一切生命现象本身都处于积极的活动状态。三是等级观点。各种有机体都按严格的等级组织起来，具有专门系统属性和遵循的不能简化的规律。北京中医药大学雷顺群专家应用系统论研究藏象学说，认为中医整体观与系统论的"整体"原则相似，构成人体系统的要素包括具有一定形态结构的组织器官和构成这些器官的基本物质。孙广和对五脏互相间的关系进行研究，根据心肾相交的理论提出了"心肾轴心调节"的假说。认为心肾相交构成心——肾轴，此轴赖以维持的根本是真阴真阳，三焦及有关经脉是此轴的联络通路。心——肾轴以水火升降，呼吸出入、营卫循行等方式对精气津血进行调节来维持心肾间的阴阳动态平衡。随着近代各种边缘科学的兴起，有人结合生物钟理论研究人体生理、病理不同周期节律以及运用运气学说探讨脏腑发病。心理学是近代自然科学和哲学研究的重要学科，王琦对《黄帝内经》五神脏理论、心理活动的产生、心理对生理病理的反作用及"形神关系"均作了论述。这些都是研究藏象学说不可忽视的内容。

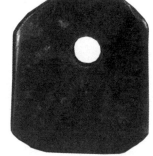

2. 临床研究

补充和完善了五脏证治系统过去关于肝气虚证、肝阳虚证、脾阴虚证、脏腑相关证治等的研究较少，在近年研究中，基本上完善了其证治体系。

从 20 世纪 70 年代末、80 年代初已有一些学者就肝气虚、肝阳虚的病因病机及其辨证论治进行了全面探讨。认为在生理上肝阳温煦推动肝血，肝主疏泄是肝阳的功能之一，同时肝阳也是维持人的正常情绪的重要方面，另外肝阳生

中医藏象学说的奥秘

心火、温脾阳，下煦肾水。在病理及论治上有肝阳过亢，治当滋阴潜阳；肝阳郁结其治则疏郁通阳；肝阳虚衰治以温补肝阳；肝阳下陷治以酸寒清肝、疏郁升阳；还有寒凝肝脉治以温经散寒。

3. 实验研究

通过多年的中医脏腑实验研究，对中医学五脏的本质有了前所未有的深入认识，研究成果表明，任何一脏皆是物质与功能的统一，均涉及多系统的部分结构和功能。任何一脏所主的功能均不是某一系统所能独立完成的。任何一脏在神经内分泌、免疫等系统内有所划分和交义，通过系统内的结构联系产生功能的相互作用，同时又通过系统间共有的递质、激素、细胞因子等信息物质的传递，对人体各系统、器官细胞多层次地相互调节和整合，机体的生理病理现象皆是微观动态变化基础上宏观整合的结果，而五脏不是指某几个解剖的脏器，而是对生理病理现象的整体概括，是整体的一系列组织器官的内部联系的事物。这些研究有利于阐发中医理论的合理内核，指导辨证及疗效评定客观化。

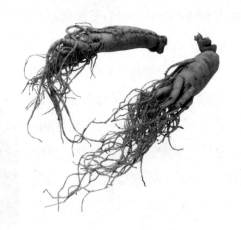

传统中医理论

中医整体观——天人相应

　　中医文化源远流长，为中华民族的发展、全人类的健康和人与自然的和谐作出了积极的贡献，是中华民族优秀文化遗产的重要组成部分。其中，整体观念是中医理论体系的主要特点之一。本书浓缩了中医的整体观——天人相应的理论，同时也充分发展了中医"天人相应"理论的内涵与外延，将人类健康与和谐社会的构建和"天人相应"紧密联系起来，展现了中医文化的博大精深与独特魅力。

一、中医的整体观

（一）整体观

整体就是统一性和完整性。中医学的整体观就是重视人体本身的统一性、完整性及其与自然环境、社会环境的相互关系。它认为人体是一个有机整体，构成人体的各个组成部分之间，在结构上是相互联系的，在功能上是相互协调、

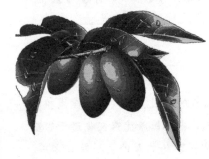

相辅相成的，在病理上也是相互影响的，同时也认识到人体与自然环境和社会环境有密切关系，人类在适应和改造自然环境和社会环境的过程中，维持着机体的正常生命活动。中医将这种机体自身的整体性、内外环境的协调统一性的观点，称为整体观。

传统中医理论

（二）中医整体观的范畴

简单地说，中医整体观就是认为人体自身及人体与自然环境和社会环境是一个统一的有机整体。因为中医整体观是中医学对于人体本身的统一性、完整性以及对人与自然环境、社会环境相互关系的整体认识，所以中医整体观涉及到的范畴主要包括三方面：一是人体本身是一个有机整体；二是人与自然环境是一个有机整体；三是人与社会环境是一个有机整体。其中，作为中医整体观范畴之一的人与自然环境是一个有机整体，即中医学"天人相应"的理论，这些内容在天人相应中会做具体介绍，现在，我们就把人体本身作为一个有机整体加以介绍。

1. 人体本身是一个有机整体

中医学认为人体是一个内外联系、能够自我调节和自我适应的有机整体。

人体是由若干脏腑、形体和官窍组成的，而各个脏腑、形体和官窍又都具有各自不同的结构和功能，这些不同的结构和功能又都是整个生命体正常活动的组成部分，它们不是彼此孤立的，而是彼此关联、制约和相互为用的。因此，它们都是人体整体生命活动的一部分，从而决定了机体在组织结构上的整体统一性。这种对人体的整体性的认识，就如同一棵大树，它是由很多枝干和无数片树叶构成的。在正常的情况下，树的枝干和树叶都发挥着各自的功能，维持着大树的正常生命活动，在异常情况下，如果树的枝干干枯死去，失去了输送水分的功能，树叶就会因无法进行光合作用而凋落；如果树叶枯萎凋落，失去了光合作用，那么树枝和树干也同样会干枯而死。所以人体就像一棵大树，在生理上各部分相互联系，以维持机体生理活动上的协调平衡，在病理上各部分又相互影响，导致各种临床疾病的发生。

这种人体的整体性不但体现在生理方面、病理方面，而且还体现在临床诊治方面。

（1）生理方面的整体性：人体本身在生理上的整体性，主要体现在两个方面，一是构成人体各个组成部分的器官在结构和功能上是一个协调统一的整体，即五脏一体观；二是人的形体与精神是一个统一的整体，即形神一体观。

中医认为人体由五脏（心、肝、脾、肺、肾）、六腑（胆、胃、小肠、大肠、膀胱、三焦）、奇恒之腑（脑、髓、骨、脉、胆、女子胞）、形体（筋、脉、肉、皮、骨）、官窍（目、舌、口、鼻、耳、前阴、后阴）等构成。各个脏腑组织器官在结构上彼此衔接、沟通。它们以五脏为中心，配以六腑，通过经络系统"内属于脏腑，外络于肢节"的联络作用，构成了心、肝、脾、肺、肾五个生理系统，人体所有器官都可以包括在这五个系统之中。这五个生理系统之间，又通过经络系统的沟通联络作用，构成了一个完整的生命体，五个生理系统的任何一个局部，都是整体的一个组成部分。这种以五脏为中心的结构与机能相统一的学术观点，被称为"五脏一体观"。人体以五脏为中心，通过经络系统，把六腑、五体、五

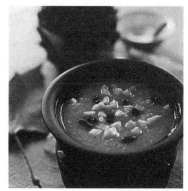

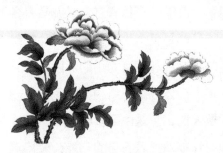

官、九窍、四肢百骸等全身组织器官联络成一个有机的整体。并通过精、气、血、津液的支撑作用完成它们各自的功能。这种五脏一体观充分反映了人体内部器官是相互关联而不是彼此孤立的一个统一的有机整体。在五脏当中，心居主导地位，故在中医学中有"心者，君主之官"的说法（《素问·灵兰秘典论》）；"心者，五脏六腑之大主也"（《灵枢·邪客》）的论述，即把心比作是一个国家的君主，君主的一言一行可以影响上到王侯大臣，下至贫民百姓，以至于整个国家的兴亡，借此强调了心在人体五脏六腑中所起的主导作用，是五脏六腑变化的主持。心藏神（此处的神指人的精神、意识、思维活动），而神又是生命活动的主宰，故有"主明则下安，主不明则十二官危"（《素问·灵兰秘典论》）的论述。人体的生命活动正常与否，除心为主导外，还要看五脏之间的功能是否协调。在完成生命活动的过程中，五脏之间是密切配合、协调统一的。如血液在人体的循环，除了依靠心气的推动，还需要肺主气，助心行血，肝藏血，调节外周血量，脾统血，防止血液外溢等功能。又如饮食水谷在人体消化、吸收、转输和排泄的整个过程，就是通过胃、脾、肺、肝、小肠、大肠、三焦和膀胱等脏腑的分工合作、协调作用而完成的。

形神一体观就是形体与精神的结合与统一。形体，是指构成人体的脏腑、经络、五体和官窍及精、气、血、津液等。精神简单地说就是人所有的精神情志活动。如果没有了形体，所有的生命活动就无所依附；如果所有的生命活动都停止了，那么形体也不可活。所以形神是不可分离的。概括地说，形是神的藏舍之处，神是形的生命体现。神不能离开形体单独存在，有形才能有神。中医学认为，精神情志活动由五脏精气产生，所以说五脏功能正常，人的精神情志活动也正常。比如思维反应快捷、语言流利等。如果五脏功能失常，那么人的情志也会出现相应的异常变化。另一方面，精神情志活动的异常也能影响到五脏的功能，突然强烈或长期持久的情志刺激，超越了人体的生理调节能力，会影响五脏气机，引起五脏精气的相应病变。例如有这样一位女患者，大学毕业后开始出现沉默不语、情绪低落的症状，且日趋严重，不看书、不看电视、睡眠不安、不愿见人，终日闷坐。经中医诊治属于肝胆疏泄不利，造成痰阻血瘀而出现以上的精神情志变化，医生用中药加减治疗后，情绪恢复正常，以上症状均消失。从中医的角度来说，因为"肝为语"，所以肝胆气郁的病人，多见沉默少语等一系列的精神情志异常，所以治疗以疏泄肝胆气机为基本法则，就收到了很好的治疗效果。

（2）病理方面的整体性：中医学不仅从生理的角度探讨生命活动规律的整体性，而且在分析病症的病理机制时，也首先着眼于整体，通过对局部病变所引起的整体病理反映，把局部病理变化与整体病理反映统一起来，既重视局部脏腑组织发生的病变，又不忽视局部脏腑组织病变对整体脏腑组织的影响。脏腑之间在生理上密切配合，完成一系列的生理活动，在病理上也相互影响，一脏的病变往往会影响其他脏腑的病变。如肝功能失常，不仅肝脏本身会出现病变，往往还会影响到脾胃的功能，出现脾胃功能失常的病变，这就是中医讲的"见肝之病，知肝传脾"。按照中医五行学说的配属，肝属木，脾属土，在五行当中，木克土，所以肝有病，往往要影响到脾的功能。因此，按照中医的五行生克制化关系，一脏有病，便会影响它脏。根据形神统一的观点，形与神在病理上也是相互影响的。形的病变可引起神的失常，而神的异常也会影响到形发生病变。精、气、血、津液是形体的一部分，而这些精微物质又都是神活动的物质基础，一方异常，就会影响到另一方。如气血亏虚的病人，在临床上往往形体比较瘦弱，肝能藏血，血虚使肝失所养，所以这样的患者除了形体虚弱外，严重的还会出现睡眠差、魂不守舍的临床表现。

（3）诊治方面的整体性：人体是一个内外紧密联系的整体，因而内脏有病，通过经络的联络作用，便可反映于相应的体表官窍，即所谓"有诸内，必形诸外"（《孟子·告子下》）。所以通过观察人体局部的、体表的病变，也可推测人体内在脏腑的病理变化，进而指导临床疾病的诊断与治疗。如《灵枢·本藏》说："视其外映，以知其内脏，则所知病矣。"即通过观察人体疾病的外在表现，就可以

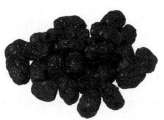

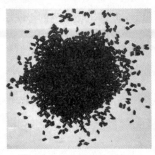

得知人体疾病所属的内在脏腑。比如黄疸的病人，临床最早会出现目白睛发黄，中医认为"肝开窍于目"，所以通过眼睛局部的病变就可以了解人体内肝脏的病变。《素问·阴阳应象大论》中也有"从阴治阳，从阳治阴，以右治左，以左治右"的论述。这些都是在整体观指导下确定的治疗原则。

所以中医学在阐述人体的生理功能、病理变化，对疾病的临床诊治时都贯穿着人体整体观的思想。

2. 人与社会环境是一个有机整体

人不仅生存于自然界之中，也生活于社会之中，社会环境对人体的影响是不容忽视的。人与社会的关系非常复杂，如事业的成败、贫富的差异、仕途的沉浮、感情的得失、人际关系的好坏等因素，对人心理状态有很大的影响，这种影响比自然界因素对人的影响要强烈且直接得多。人和社会是不可分离的，人生活在纷纭复杂的社会环境之中，其生命活动必然要受到社会大环境的影响，因为人与社会环境是协调统一、相互联系的。人既是生物个体，又是社会生活环境中的一员，所以具备社会属性。人体的生命活动，不仅要受到自然环境的影响，而且还要受到社会环境的制约。政治、经济、文化、婚姻、人际关系等许多的社会因素，都会影响到人体的各种生理活动、病理变化和心理活动，而人也在整个生命活动中认识和改造着其所生活的社会环境，人通过与其生存的社会的交流，维持着人体正常的生命活动，而且也通过这种活动保持着社会环境的平衡、稳定、协调、有序，这种对人与社会环境的协调统一性的认识，即为人与社会的整体观。

社会环境既对人体的生理活动有一定的影响，又对人体的病理变化有相应的影响。良好的社会风气，可以使人身心健康；动荡不安的社会生活环境，可以使人精神压抑，破坏人体原有的协调、稳定状态，可以引发某些身心疾病，从而影响人的身心健康，出现相应的病理改变，而且还可以使某些原发疾病的病情加重或恶化，甚至导致死亡。社会生活环境不同，造就了个体的生理机能与心理承受能力的差异。这是因为社会环境的变迁，会给人的生活环境、思想意识和精神状态带来相应的改变，从而给人的身心机能带来变化。金元时期有一位著名医学家曾指出，处于战乱时期的人民，身心健康会受到严重损害。随着社会的飞速发展与进步，给人们带来了许多问题，比如快节奏的生活、就业压力等诸多问题，都给人们带来了一定的影响。因此，目前由社会因素引起精神抑郁的患者特别多见，这就要求生活在社会中的人，一定要学会适应社会，适当调节自己的心情。

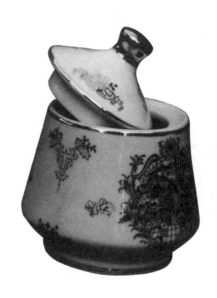

中医整体观——天人相应

二、天人相应

（一）"天人相应"的内涵

　　天，指人生活的整个自然界；应，即相应、贯通之意；天人相应，是说人与自然界是彼此相互联系、相互影响、相互统一的。"天人相应"理论是中医学整体观的范畴之一，是中医整体观念具体体现的一个重要方面。该理论认为人与自然界是一个有机整体，人类之所以能在自然界中生活，是因为自然界中存在着人类赖以生存的必要条件。人类作为一种有生命的实体。要不断地在自

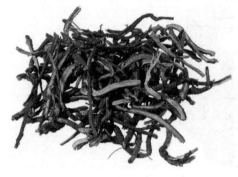

然界获取生存所必需的空气、阳光、水以及衣、食、住、行等物质生活资料，而这些都直接或间接地来源于自然界。故《素问·宝命全形论》中论述："人能应四时者，天地为之父母。"说明了人与自然界具有相同的规律，自然界的变化影响着人体的功能变化。《灵枢·邪客篇》说："人与天地相应也。"《灵枢·岁露论》也说："人与天地相参也，与日月相应也。"《灵枢·本神》又论述："天之在我者德也，地之在我者气也，德流气薄而生者也。"德，指自然法则、规律；气指成形的物质。这句话就是说天赋予了人类形成的法则，如阳光和雨露，而大地提供了形成人类的物质，如粮食蔬菜，这样天德下流，地气上交，就产生了人类，这是古人的自然观和生命观。

　　自然界有一年四时的变迁，而四时又各有所主，即春主阳气生发、夏主阳气盛长、秋主阳气收敛、冬主阳气闭藏。根据"天人相应"理论，机体顺应自然界阴阳的消长变化规律，也发生着相应的变化。所以《素问·四气调神大论》指出了圣人（懂得养生之道的人）"春夏养阳，秋冬养阴"顺应自然界四时阴阳变化的养生规律。即懂得养生之道的人，春夏顺应自然界温热之性调养机体的阳气，秋冬顺应自然界寒凉之性调养机体的阴气。自然界的运动变化直接或间接地影响着人体，受这种变化的影响，人体相应地发生着生理或病理上的变

化。因此，人体的生命活动与自然界是息息相应的，人的生、长、壮、老、死等过程与自然界密切相关。

（二）中医"天人相应"与儒、道的"天人合一"

1. "天人相应"的理论渊源

人生活于天地之间，与万物共存，而天文历法、地理学和物候学三门学科的研究对象均与人体生命活动息息相关，这些学科所取得的成就为中医学"天人相应"理论奠定了自然科学基础，特别是秦汉以前的哲学思想，为"天人相应"理论的形成提供了思想文化的知识铺垫。"天人相应"的理论不但是中医理论体系的基本特点，而且还是中医理论的精髓。

中医"天人相应"理论的形成和发展与儒家、道家思想关系十分密切。中医"天人相应"理论的形成与发展不是偶然的、孤立的，而是有着深厚的思想文化渊源的。

天，是中国古代哲学的一个重要概念。早在殷商时期，人们认为天有意志，有目的，赏罚分明，是主宰一切的神，世间的一切事物都要受到它的调控。在秦汉之前的中医学理论体系中，儒家思想对其产生的影响并不深刻，但儒家提倡的"天人合一"思想，对中医"天人相应"理论的产生却有一定的影响。《礼记·乐礼篇》中写道："乐者，天地之和也。礼者，天地之序也……天尊地卑，君臣定矣。卑高已陈，贵贱位矣。动静有常，小大殊矣。方以类聚，物以群分，则性命不同矣。在天成象，在地成形。如此，则礼者，天地之别也。地气上齐，天气下降，阴阳相摩，天地相荡，鼓之以雷霆，奋之以风雨，动之以四时，煖之以日月，而百化兴焉。如此，则乐者天地之和也。"天动地静，与之相应的有礼和乐，礼乐分别与天地的分与和相对应，其中蕴涵着深刻的"天人合一"思想。春秋战国时代，孔子感叹："道之将行也与？命也；道之将废也与？命也。"（《论语·宪同》）试图通过主观努力去改变人类的命运，提出"未能事人，焉能事鬼"的观点。孟子继承了孔子的思想，提出了性善说，认为性根于

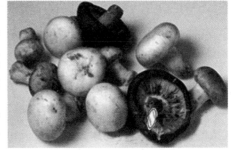

心，又是天赋的，将心、性、天统一起来，提出了儒学"天人合一"的思想。儒学"天人合一"的思想认为，凡事只要尽心、知性，通过理性思维去唤醒善性，就可以知天，达到"天人合一"的目的。

道家的"天人合一"思想与儒家的"天人合一"思想颇有不同，以老子和庄子为代表的"道"将人与自然之间的关系给予了高度概括，为中医学对天的认识又进一步启发。老子"天人合一"的思想表现为人与"道"要统一，要最终达到天人"玄同"的境界。老子主张天道自然无为，认为人只要顺应自然，就能把握天道，提出"人法地，地法天，天法道，道法自然"（《老子》），这种尊重自然

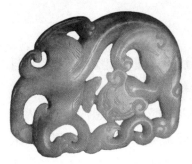

规律的思想，具有一定的合理性，但是老子这种在自然面前无能为力、盲目顺从自然规律的思想，对人类发展又具有消极的影响，人不能只被动地适应自然，要采取积极的措施主动地改造自然，这样才能做到人与自然和谐相处。老庄把"道"视为宇宙的最高法则和规律，强调作为万物之长的人，应该遵循自然法则和规律，通过无为而治。

中医学接受了道家自然之天的观点，"天人相应"理论中的天即为自然之天。中医学认为人与天地相应，是指人的生理功能、病理变化及临床诊断治疗等都与自然界的变化规律相适应，这种朴素唯物论思想的形成与道家对天的认识有重要关系。作为中医学理论基础的经典著作《黄帝内经》中多次使用"道"的概念，但这"道"已不再像老子和庄子所论的"道"那么抽象，而是指事物本身的法则或规律，如天地之道、生化之道、养生之道等等。中医之"道"秉承了老庄之"道"的客观重要性，并将其具体化，使之成为天和人各自的和共有的内在规律的代名词。经过儒、道等哲学家思想的影响，形成了中医学独特的"天人相应"理论，可以说中医"天人相应"的理论是继承了先秦诸子哲学思想的唯物主义理论成分而形成的。

2."天人相应"与"天人合一"

中医"天人相应"理论高度概括了人与自然协调统一的关系，主要是在儒家和道家"天人合一"思想的影响下形成的，所以在《黄帝内经》中提出了"人与天地相应也"。即人与自然界是相互通应、相互影响的，从而形成了中医

传统中医理论

"天人相应"的自然观。

中医"天人相应"与儒、道"天人合一"的自然观，都把人与自然界看成是一个整体。自然是人类赖以生存的必要条件，而人是自然界的产物，自然界的各种变化必然会影响到人体，从而引起人体相应的变化。简单地说，就是人与自然界息息相应。

"天人相应"与"天人合一"思想的产生，是以阴阳为基础的。阴阳属于中国古代哲学范畴，有名而无形，必须依附于具体的事物或现象才能体现出来。中医学认为天地分阴阳，如《素问·阴阳应象大论》论述天地形成的过程时提出"积阳为天，积阴为地"，《素问·天元纪大论》提出"天有阴阳，地亦有阴阳"，《素问·阴阳离合论》提出"天为阳，地为阴，人亦应之"。而中医学认为人体也分阴阳，人的表里、上下、内外、脏腑皆可以用阴阳进行划分，天地阴阳与人体阴阳两者是彼此相应且贯通的。因此，"天人相应"与"天人合一"均认为人与天地都有阴阳之分，且天地之阴阳与人身之阴阳是彼此相通的，人体阴阳随着自然界四时阴阳的运动变化而发生着相应的改变。

"天人相应"与"天人合一"均认为人类生活在自然界中，自然界给人类提供给了人类赖以生存的必要条件。如《素问·六节藏象论》所说："天食人以五气，地食人以五味。"即天给人类提供了风、暑、湿、燥、寒五种气候变化，而大地给人类提供了成形所需的酸、苦、甘、辛、咸五种饮食。人类生活在自然界中，必然要受到自然变化的影响，而人类在与自然环境长期的斗争中，形成了相应的自我调节和适应能力。如《春秋繁露·同类相动》所述："天将阴雨，人之病故为之先动，是阴相应而起也；天将欲阴雨，又使人欲睡卧者，阴气也。"认识到自然界气候的阴雨变化，可引发人类疾病的发生。由此可见，"天人相应"与"天人合一"均是以自然界的某些变化来解释人类的生理变化和病理现象的，皆以天地与人相应的自然观去认识人与自然界的关系。

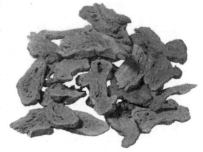

三、天人相应与生命整体观

　　人既然生活在宇宙之中，人体的生理功能、病理变化、疾病的诊断与治疗等方面就要受到自然界种种因素的影响。根据"天人相应"的观点，中医学在探讨人体生命活动规律的问题时，常常把人体与自然环境联系起来，从整体上把握人体生命活动的规律，在观察、分析、认识和处理有关人体生命和疾病的病理及治疗等问题时，强调要重视人体与自然界之间的统一性。

（一）从"天人相应"谈整体生理观

　　中医学在探讨人的问题时，不是将人孤立来看，而是把人放到整个宇宙中去考虑分析。中医学的基本理论著作《黄帝内经》认为，阴阳学说适用于整个

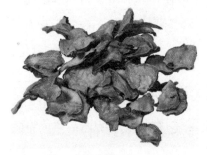

宇宙，是自然界必须遵循的法则和规律，是总括自然界万事万物的纲领，作为生活在自然界中的人自然而然地也适用于阴阳学说，这就是"天人相应"的中医整体观念的具体体现。因此，中医学在讨论生命的活动规律时，不仅着眼于人体自身，而且重视自然环境对人体的各种影响。天有方位、季节、气候等因素，地有谷物、地域等因素，天给人以五气（风、暑、湿、燥、寒），通于脏腑；地供给人以五味（酸、苦、甘、辛、咸），入于脏腑，达于肌表，使脏腑的功能协调、气血旺盛，从而维持正常的生命活动。如《素问·生气通天论》论述："阴之所生，本在五味"，这里用五味代指各种饮食物。即人体阴精的产生来源于各种饮食物。人体必须顺应自然环境的变化来维持正常的生命活动，人只有适应自然界气候的变化规律，才能有正常的生命活动规律，这一点体现在人的生、长、壮、老、死的生命活动进程之中。

自然界一年有四时的更替，冬寒之极要变生春温，夏热之极要变生秋凉，所以四时气候变化的一般规律是春温、夏热、秋凉、冬寒，万物顺应自然界的阴阳转化规律，就有春生、夏长、秋收、冬藏的适应性变化规律，生活在自然界中的人同样也顺应四时气候的正常变化，而在功能活动中作出适应性反应。如春夏之时气候温热，人体的阳气要顺应自然之性而发泄于外。此时，人体的腠理（肌肤纹理）疏松，血管舒张，气血充盛于体表，津液代谢表现为易出汗而小便少。秋冬之季气候寒凉，人体的阳气顺应自然之性而收敛于内。这时，人体的腠理致密，血管收缩，气血等精微物质趋向于体内，津液代谢表现为汗少而小便多。所以，《灵枢·五癃津液别篇》说："天暑衣厚则腠理开，故汗出。天寒则腠理闭，气湿不行，水下留于膀胱，则为溺与气。"人正是适应自然界寒暑气候的变迁，调节汗与尿的排泄，以维持人体津液正常的代谢。

人生存于自然界之中，自然界有春夏秋冬四时气候的变化规律，根据"天人相应"的观点，所以人体正常的脉象也呈现出不同的变化规律。脉象，象指表象、现象、征象，即脉搏动时表现于外的生理或病理现象。自然界有春生、夏长、秋收、冬藏的生长变化规律，而人体的脉象也随着自然界的运动变化发生着相应的改变。随着一年四时的变迁，脉象呈现不同的变化规律。《素问·脉要精微论》论述了四时正常脉象，原文曰："四变之动，脉与之上下，以春应中规，夏应中矩，秋应中衡，冬应中权。"对于四时变迁而引起的正常脉象变化，《素问·脉要精微论》还形象叙述道："春日浮，如鱼之游在波；夏日在肤，泛泛乎万物有余；秋日下肤，蛰虫将去；冬日在骨，蛰虫周密，君子居室。"

一年春夏秋冬四季，春季阳气生发，万物复苏，在五行中属木，为肝所主；夏季为阳气最隆盛的季节，植物茂盛壮美，在五行中属火，为心所主；秋季万物果实饱满，秋气内敛，而不外露，在五行中属金，为肺所主；冬季阳气闭藏，在五行中属水，为肾所主。人体脉象随自然界阴阳的消长变化而变化。春脉弦如规。规，作圆之器，引申为圆润而光滑，即有一定的饱满度，春天是自然界阳气生发的季节，万物复苏，生机盎然，所以脉

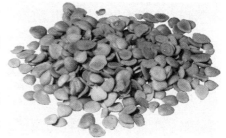

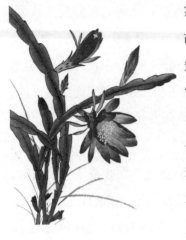

象由表出里而主浮，而天气犹寒，脉管稍带敛束，故脉如琴弦之端直而挺然，故为弦脉；夏脉洪如矩。矩，为作方之器，引申为有棱有角，触摸非常明显，夏季是一年中阳气最隆盛的季节，自然界中的万物呈现一片欣欣向荣的景象，此时，人体阳气亢盛于外，气血也充盛于人体，故现洪脉；秋脉浮如衡。衡，指秤杆，是轻的，要保持平的状态，秋天天气转凉，阳气束敛，而秋为肺所主，肺位居上焦，所以脉的部位表浅，轻取即得，故为浮脉；冬脉沉如权。权，指称锤，即应沉重，冬为肾所主，《素问·六节藏象论》中说："肾者，主蛰，封藏之本。"所以说肾具有贮藏阴精的功能，人体的气血收敛，潜藏于内，阳气也随之内伏，故脉象偏沉，重按始得。故《素问·脉要精微论》又形象地阐述春天伴随自然界中阳气生发，脉象犹如鱼儿在水里自由自在地遨游；夏天随着阳气的隆盛，脉象相应地在人体肌表，气血充盛，来盛去衰，有如波涛汹涌；秋天伴随阳气收敛，脉象与之相应，则有由表向里的趋势，就像蛰虫准备躲藏一样；冬天随着阳气闭敛、内藏，人体脉象也相应地沉伏于里，就像冬天紧密躲藏的蛰虫一样。以上从人与自然相应的角度分析了正常脉象在一年四时的变化规律，如原文所说："四变之动，脉与之上下。"即人体脉象随自然界四时的阴阳消长变化而变化，与自然界四时变化规律相适应。总之，人体脉象和自然界四时阴阳变化息息相关。

人体的这种适应性，不仅表现在顺应一年四季阴阳的变化规律上，还表现在顺应一日之中昼夜阴阳消长的变化规律上，以调节机体正常的活动。四季气候变化对人体生理活动有影响，一日之内的昼夜晨昏变化，同样对人体生理也有影响，而人体也要与之相适应。如《素问·生气通天论》所说："故阳气者，一日而主外，平旦人气生，日中而阳气隆，日西而阳气已虚，气门乃闭。"说明人体的阳气在太阳刚升出地平线之时，由里出表，调节腠理开合，以抵御外邪，到了中午自然界的阳气隆盛之时，人体的阳气也隆盛，当太阳西下，自然界阳气开始下降的时候，人体内的阳气也开始变虚。这时，为了防止外邪入侵，人体的汗孔也闭合了。所以，到了傍晚自然界和人体阳气具虚之时，人不能再过分地进行体力劳动，不能扰动自己的筋骨，这种人体阳气顺应自然变化，白天趋于体表，夜间潜藏于内里的运动趋向，反映了人体随昼夜阴阳二气的盛衰变化而出现适应性调节的规律，只有顺应自然界阴阳消长的变化规律，人才能健康长寿。

很多现代科学研究也发现人的体温、心率、血压、血糖等，都有 24 小时的节律性变化规律。大量实验研究也证明中医关于四季、昼夜周期变化对于人体影响的说法基本上是科学的。另外，近年来科学家又发现，太阳黑子周期性活动和人的血沉、血红蛋白、血压的周期性起伏有关，和流行病、传染病、心血管病的发病率及死亡率也存在一定关系。这种研究天体运行和气候变化对人体影响的科学，叫做"医学气候学"。这一门新科学的发展，也有力地揭示了"天人相应"理论的科学价值。

人与自然环境的统一还体现在由于地域环境的不同，人体的生理活动和脏腑机能也不同。由于地域气候、文化差异，人们的风俗习惯不同，人的生理、体形等方面也都有差异，这在一定程度上影响着人类体质的形成。如南方人体形多瘦小；北方体形多高大；江南地区气候多湿热，人体腠理多稀疏；北方气候多燥寒，人体腠理多致密。

《内经》中还有许多篇章论述的内容是从人与自然相应的整体观角度出发进行阐述的。如《素问·经脉别论》论述了饮食水谷在体内消化、吸收、传输的过程，必须与五脏阴阳和自然界四时寒暑变迁相协调统一，也即"合于四时五脏阴阳，揆度以为常也"。

（二）从"天人相应"谈整体病理观

中医学在分析疾病的病理机制时，不但注重人体本身是一个有机整体，而且还注重考虑人与自然界是一个统一的整体。即分析自然界气候异常变化所引

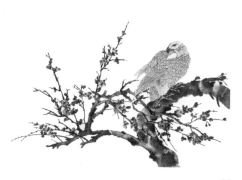

中医整体观——天人相应

89

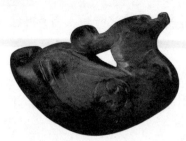

起的人体的病理反映，把自然界的异常变化与人体疾病的病理变化统一起来。如《素问·咳论》提出了咳不仅与肺有关，还与五脏六腑有关的说法，正是基于原文中的"人于天地相参，故五脏各以治时感于寒则受病，微则为咳，甚则为泄、为痛"。《素问·痹论》中按照季节及五体的不同，将痹症划分为五类，即筋、脉、肌、皮、骨五种痿证。这些都是由中医"天人相应"的基本道理所决定的。

人体疾病的发生与人体正气和自然界的邪气有关，中医强调"正气存内，邪不可干"，认为正气是导致疾病发生的主要原因。但人类适应自然环境的能力是有限的，如果气候变化异常，超越了人体对自然界的适应能力，使得人体不能对自然界气候的异常变化及时地做出适应性调节，就会导致疾病的发生。如春季气候本应该温暖，可偏偏寒凉，人就容易感受风寒；夏天过于炎热，人就容易受热中暑。因此，疾病的发生既与人体正气强弱有关，又与自然界气候的异常变化有关。如果人体正气充足，抗病能力强，则人体一般不会发病；如果自然界气候变化特别突然或剧烈，人体正气相对邪气不足，则抵御邪气的能力相对减退，邪气就会乘虚而入，导致疾病的发生。

自然界有四时寒暑的变迁，根据四时气候的不同变化特点，一年四季会发生不同的疾病。首先从四时来说，容易产生季节性的疾病。如春季多麻疹，夏季多肠道疾病，秋季多疟疾，冬季多外感咳嗽等等。《素问·金匮真言论》中说："春善病鼽衄，仲夏善病胸胁，长夏善病洞泄寒中，秋善病风疟，冬善病痹厥。"因此，由于自然气候的原因，在一年四季除发生一般性疾病外，常可发生一些与季节有关的多发病或时令性的流行性病，而且此书还指出由于季节不同，发病也常不同这一特点。在疾病发展或某些慢性病恢复过程中，往往因为气候骤变或季节性交替而使病情加重、恶化或复发。如痹症、哮喘等疾病。关节疼痛的患者，常在气候变冷或阴雨天气时症状加重。也有一些患者，由于自身病情加重，而能预测到天气发生变化。其次，从一天昼夜的变化来说，人体疾病往往随昼夜的阴阳消长而发生变化。《灵枢·顺气一日分为四时》曰："夫百病者，多以旦慧、昼安、夕加、夜甚……朝则人气始生，病气衰，故旦慧；

传统中医理论

日中人气长，长则胜邪，故安；夕则人气始衰，邪气始生，故加；夜半人气入藏，邪气独居于身，故甚也。"这说明人体疾病随昼夜阳气的盛衰变化，而有旦慧、昼安、夕加、夜甚的变化规律。《素问·生气通天论》中说"阳气者，若天与日"，人体的阳气就好像天空中的太阳一样，从太阳升出地平线到正午这段时间，人体阳气随自然界阳气的渐生而渐旺，故病情较轻而稳定；正午至夜晚这段时间，人身阳气又随着自然界阳气的渐退而渐衰，故病较重而凶险，许多病人常常死于半夜前后就是这个道理。这充分体现了"天人相应"的整体观。

此外，地域环境的不同，对疾病也有一定的影响。地理环境不同，人在生理、气血等方面都有些差异，骤然改变了原本习惯的自然环境，人体的调节功能不能立即适应，自然就会导致疾病的发生，所以就出现了人们通常所说的"水土不服"的现象。《素问·异法方宜论》对我国东西南北中的地理环境、气候特征、易发疾病等内容作了详细论述，指出："东方傍海而居之人易得痈疡，南方阳热潮湿之地易生挛痹。"这说明由于地域环境的不同，人们易得的疾病也不同。某些地方性疾病的发生，也与地域环境的差异密切相关。如处于低洼潮湿之地的人，多发关节疼痛或痿弱不能行走等病；居住在高山上的人，多出现瘿病（大脖子病）；许多地方病都与当地地理环境及生活习俗密切相关。隋代巢元方在《诸病源候论·瘿候》中也认识到瘿病与地域水质的密切关系，从而指出瘿病的发生与"饮沙水"有关。

"天人相应"作为我国古代一种朴素的唯物主义思想理论，对中医学的发展起到了积极的指导作用。它强调疾病的发生与自然界密切相关，告诉人们要认真研究自然界的运动变化规律，自觉地去适应这种规律，同疾病作斗争。正如《内经》所说："必须上知天文，下知地理，中知人事，医道才可以长久存在。"即作为一名医生，一定要熟知天文、地理知识，在分析人类疾病的病理机制时，一定要把自然界的因素也考虑在其中。正是在这种思想的影响下，我国古代许多著名医生才能准确地判断出患者的生死。如北宋儿科医学家钱乙，他看病就能结合四时气候预知

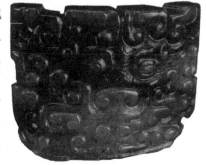

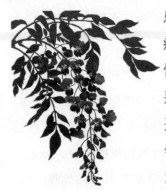

患者的生死。有一次，他给一位王公贵人的儿子看病，诊脉察色之后说："这个孩子不用吃药就能自愈。"恰巧王公贵人的另一个儿子当时也在场，钱乙却指着那个孩子说，"他倒是要暴病一场的，不过病后三天过了正午就会好的。"王公听了以后很不高兴，以为钱乙在故弄玄虚，并没有介意。不想，第二天那位原本没有生病的孩子果然发起高烧，而且不停地抽搐，病情非常危急。王公只得召请钱乙来治，结果正如钱乙所预料的那样，过了第三天的正午病就退了。王公感到很奇怪，就问钱乙这到底是怎么一回事。钱乙回答说："我给大人的另一位公子看病的时候，偶然间发现这个孩子面色通红，两眼发直，这是心和肝俱受风邪的征象，所以就大胆预言将要得一场暴病。没想到不幸被言中了。"王公又问："您为什么说过了正午就会好呢？"钱乙答道："正午之时阳气最旺，过了午时阳气渐衰而阴气渐盛。公子的病是心经症候、自然要午时以后才能治愈。"这个故事出自《宋史》钱乙的本传，它生动地说明了我国古代医家是怎样运用"天人相应"的观点来观察和解释人的病变转归和判断生死的。

（三）从"天人相应"谈整体诊治观

由于自然环境的变化时刻影响着人的生命活动和病理变化，因而在疾病的防治过程中，必须重视外在自然环境与人体的联系。《素问·阴阳应象大论》中强调："故治不法天之纪，不用地之理，则灾害至矣。"即治疗疾病时，如果不效法天体的运行规律，不考虑地域的差异，则疾病很难痊愈。在辩证论治过程中，必须重视和分析自然环境对人体的影响，从而进行有效的诊断和治疗。根据人与自然界相统一的自然整体观，人体的生理活动和病理变化，是随着自然界气候的变化而发生相应变化的，所以在诊断和治疗的时候，应该如《素问·五常正大论》中所述："必先岁气，无伐天和。"就是在诊断疾病时一定要知道该年的气候情况，不可违反"天人相应"的规律。人与自然环境是一个有机整体，自然界的异常气候变化，往往容易引发疾病，因而在诊断疾病时，可通过观测自然界的异常气候变化，再结合观察分析形体、官窍、色脉等外在的病理表现，就可推测内在脏腑的病理变化，从而对疾病作出正确诊断，为正确治疗提供可靠依据。

四时气候的变化，对人体的生理功能、病理变化均产生一定的影响。根据不同季节的气候变化特点，考虑疾病的治疗用药原则，这是中医学"因时制宜"的治疗原则。在防治疾病中要顺应自然规律，在治疗过程中也要遵循"因时制宜"的原则。"因时制宜"的用药原则要遵循季节的变化，一般春夏季节，气候逐渐变热，人体阳气顺应自然之性而向外升发，此时人体腠理疏松开泄，即使患者外感风寒，也不宜用辛温发散药物，以免开泄太过，耗气伤阴，所以夏季要慎用温热性质的药物；秋冬季节，气候逐渐转凉，人体阳气顺应自然之性而内敛潜藏，此时人体腠理致密，患者若非大热之症，应当慎用寒凉药物，以防伤及人体的阳气，所以冬天要慎用寒凉性质的药物。《素问·六元正纪大论》说："用寒远寒，用凉远凉，用温远温，用热远热，食宜同法。"正是这个道理。

《素问·阴阳应象大论》中阐述阴虚阳盛的患者"能冬不能夏"；阳虚阴盛者"能夏不能冬"。即阴虚阳盛的病人，在夏季会因自然界之暑热而更加损伤阴液，使病情加重，在冬季则可借助自然界之寒凉趋散体内之热邪，使病情有所好转，故阳胜的病人"能冬不能夏"；阳虚阴盛的病人，在夏季可借助自然界之暑热助体阳，以趋散寒邪，使病情有所好转，在冬季则自然界之寒凉会更伤体阳，使病情加重，故阴盛的病人"能夏不能冬"。所以，阴虚阳盛的患者可以冬不避寒凉；阳虚阴盛的患者可以夏不避温热。夏用温热之药培其阳，则冬不发病；冬用凉润之品养其阴，则夏日病减，遵四时之变而培人体之阴阳，收事半功倍之效。此所谓"冬病夏治""夏病冬治"。"冬病夏治"指某些多在冬天发作的寒性疾病，如支气管哮喘、慢性支气管炎、风湿等，选择在夏天进行治疗，夏季是一年中阳气最隆盛的季节，在夏季自然界与人体阳气充盛之时，借"天人相应"之力，乘其势而治之，易于温里祛寒，以治疗寒性疾病，治疗上以温补人体阳气为常法，用药上以选用温热性质的药物

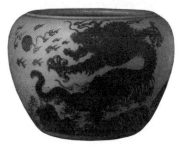

中医整体观——天人相应

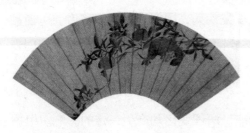

为主；"夏病冬治"指某些多在夏天发作的热性疾病，如心脑血管疾病等，选择在冬天进行治疗，冬天是一年之中阴气最盛的季节，在冬季自然界与人体阴气充盛之时，借"天人相应"之力，乘其势而治之，易于滋阴清热，以治疗热性疾病，治疗上以滋养人体阴气为大法，用药上以选用寒凉滋润性质的药物为主。《素问·痿论》中对于痿症的治疗，原文曰："筋脉骨肉，各以其时受月，则病已矣。"即分别在各脏所主的季节进行针刺治疗。说明治痿当按照五脏所主旺时进行取穴论治，即"因时制宜"。这些都充分体现了中医"天人相应"的整体观思想。另外，根据"天人相应"的理论，人体气血的盛衰及运行情况与自然界阴阳二气的盛衰消长变化有密切关系。古人根据这一理论创立了"子午流注针法"以治疗疾病，按日按时取穴进行针灸治疗，可更有效地调理气血、协调阴阳以预防治疗疾病。

人体的生理、病理变化还受地域环境的影响。根据不同地区的地理特点，考虑治疗用药原则，也要"因地治宜"。不同地区由于地势、气候、及生活习惯的差异，人的生理功能和病理特点也不尽相同，所以治疗用药应根据当地环境及生活习惯而有所区别。我国的地理特点，是西北地势高而东南地势低，西北气候偏于寒冷干燥而少雨，东南气候偏于温热湿润而多雨，所以西北地区病多内伤，东南地区病多痈疡，或较易外感。《素问·五常政大论》中说："地有高下，气有温凉，高者气寒，下者气热。"西北方天气寒冷，病多外寒而里热，应散外寒、凉里热；东南方天气温热，阳气外泄，故生内寒，所以应收敛外泄的阳气，而温其内寒。此即《素问·五常政大论》论述："西北之气，散而寒之，东南之气，收而温之。所谓同病异治也。""同病异治"就是说，同一疾病，治疗方法不同，而疾病都能痊愈，这是因为地域不同，而治法各有所宜。正如《素问·异法方宜论》所说："一病而治各不同，皆愈何也？岐伯对曰：地势使然也。"如外感风寒症，西北严寒地区，用辛温解表要量较重；东南温热地区，用辛温解表药量较轻，这也是因为地势不同，所以选药不同，剂量也不同。

四、天人相应与养生

（一）中医养生

养生，又称摄生、道生、保生。即保养生命之意。它以延缓衰老、延年益寿为目的，属于中医学特有的概念。养生之道当顺应自然、顺应天地，力求"天人合一"。中医养生学内容丰富多彩、历史悠久、源远流长，具有浓厚的中医学文化特色，在《黄帝内经》中记载了大量关于养生的理论和方法，这些理论和方法在历代医家的不断实践、不断补充中逐步完善，经受住了时间和实践的考验。

《素问·上古天真论》指出了指导养生的基本原则。原文说："夫上古圣人之教下也，皆谓之虚邪贼风，避之有时，恬淡虚无，真气从之，精神内守，病安从来？"这段话是远古时期对养生之道颇有研究的人教导贫民百姓：对外界环境中的异常气候和外来致病因素，要适时地采取措施避免；对人体本身要调畅情志、心无杂念和妄想，人体的正气才会调和，正气守持于内。

这段话概括了指导养生的两个基本原则。首先"虚邪贼风，避之有时"。人生活在自然之中，要随时注意避免外因，即外邪的侵袭。一年四季的春温、夏热、秋收、冬寒变化，是自然界阴阳二气相互消长转化的结果。正常情况下，自然界气候的变化是万物生长的基础条件。人与自然息息相应，阴阳的消长转化运动，不仅影响着自然界，而且还影响着人体。当气候异常，人体不能适应时，就可能发生疾病，所以就要从各方面进行养生来调节人体的功能，使之符合阴阳变化的规律，增强对外界的适应能力，避免外界致病因素的侵袭。这是中医养生学的一个重要原则。其次"恬淡虚无，精神内守"。即调畅情志，保持思想的安闲清静，排除私心杂念，防止情绪的剧烈波动，干扰气机的正常运动，维护体内气化活动的正常环境。情志的产

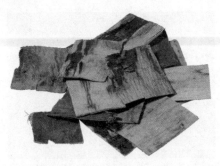

生，是以人体内脏及内脏所化生的精微物质为基础的，《素问·阴阳应象大论》中指出："人有五脏化五气，以生喜怒悲忧恐。"所以情志异常，会影响五脏所产生的五气，使气机失和，甚至影响五脏的功能和活动，出现相应的病理变化，故《素问·阴阳应象大论》中说"怒伤肝、喜伤心、思伤脾、忧伤肺、恐伤肾"，《素问·阴阳应象大论》又指出"喜怒不节，寒暑过度，生乃不固"，"故喜怒伤气，寒暑伤形；暴怒伤阴，暴喜伤阳"，这里用喜怒指代中医的七情，阴和阳分别指代肝和心，大怒可以使肝气横逆而血乱，故伤阴，暴喜则心气迟缓而神逸，故伤阳。

情志异常是引发疾病的一个重要原因。"喜"，是心情愉悦的表现，俗话说"人逢喜事精神爽"，如果有高兴的事可使人精神焕发，但是兴奋过度就会使心气迟缓而伤"心"，中医认为"心主神明"，心是一切精神意识思维活动的主宰，过度的"喜"，会扰乱心神，使人精神失常，《儒林外史》中"范进中举"的故事，就是一个很好的喜伤心神而引发疾病的例子。"怒"，指人遇到某些不合理的事情而出现的气愤不平、怒气勃发的现象。怒为肝之志，正常情况下，肝气宜条达舒畅，肝郁则气逆。因此，人在生气或发怒时，常感到胁痛或两肋下发闷而不舒服，因为两胁是肝经循行所过之处；或不想吃饭、腹痛，严重时会出现吐血等危急症候，中医术语称其为"肝气横逆，克犯脾土"。"忧"，指忧愁而沉郁。表现为忧心忡忡，愁眉苦脸而整日长吁短叹，垂头丧气。《灵枢·本神》说："愁忧者，气闭塞而不行。"若过度忧愁，则伤脾气而影响食欲。俗话说："愁一愁，少白头。"传说伍子胥过文昭关，一夜之间须发全白，就是因为心中有事，忧愁过度所致。"思"，即集中精力思虑问题。如果思虑过度，人会出现失眠多梦、神经衰弱等病，这大多与过分思虑有关。中医认为思虑过多会损伤脾气，脾伤则没有食欲，睡眠不佳，日久则气结不畅，百病随之而起。

情志致病属于中医病因学说的内因的范畴。所以对于养生而言，调节情志，重视精神的调养是一个不容忽视的关键环节。因此，《黄帝内经》反复强调"和

传统中医理论

喜怒"是智者的养生之道,调摄精神,避免情志过激,这是养生中非常重要的原则。去掉私欲杂念,保持乐观情绪、开朗的性格和高尚的情操,精神内守,形神统一,是防病健身、延年益寿的首要条件。

《素问·上古天真论》还指出了指导养生的基本方法,原文曰:"上古之人,其知道者,法于阴阳,和于术数,食饮有节,起居有常,不妄作劳,故能形与神俱,而尽终其天年,度百岁乃去。"上古之人,指远古时期的人。远古时期懂得养生之道的人,能够顺应自然界的阴阳变化规律调节人体阴阳,恰当地运用养生的方法,饮食有一定的规律,不违背常规地过度劳作,达到形神健全、和谐。

根据《黄帝内经》原文,中医养生的基本方法大致有以下五点。一是要"法于阴阳"。根据"天人相应"的观点,人体阴阳二气与自然界阴阳二气是相互通应的,二者要达到协调统一的状态,这样人体才不会产生疾病。所以养生应顺应天地阴阳的变化规律,调节人体自身阴阳,使之达到阴阳平和的状态。自然界一年有四时的阴阳消长运动,一天有昼夜的阴阳消长变化,人要想长寿,就应顺应自然界的这种阴阳消长运动,调节自身体内的阴阳消长变化。

二是"和于术数"。术数,指各种养生方法,诸如导引、呼吸吐纳等锻炼身体的方法。和于术数就是正确掌握各种养生方法和技术。养生术种类繁多,有以自我修炼为主,如气功、导引、五禽戏、太极拳、自我按摩等,也有借助外力外物的,如保健针灸等。《内经》中首次提出的"神不足者,视其虚络,按而致之"的按,就是一种以推拿、按摩、叩击为方法的一类运动,这是一种既能养生锻炼,又能治病保健的方法。每天清晨或傍晚时候,我们会注意到有一些人在公园内伸展双臂,紧紧抱住大树的树干,做头顶树身的运动或是用后背往树干上撞,这些都属于养生的方法。

三是"食饮有节"。饮食要有一定的节制,不可过饱,也不可过饥。根据中医"药食同源"的理论,不但药物有四气(寒、凉、温、热)、五味(酸、苦、干、辛、咸)之分,各种饮食物同样也有四气、五味之别。所以日常饮食的搭配很重要,究竟怎样才能吃出健康呢?这是现代社会提出的一个重要问题。饮食不合理,

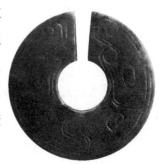

中医整体观——天人相应

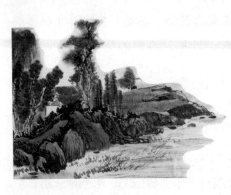

可以引发许多疾病，如糖尿病、心血管疾病等。所以饮食要搭配合理，讲究酸、苦、干、辛、咸五味且不可偏嗜，过饱或过饥都可以损伤人体的肠胃，导致疾病的发生。《黄帝内经》非常强调"饮食有节"，如《素问·痹论》中说："饮食自倍，肠胃乃伤。"《内经》把调节饮食作为健身的手段和方法，要求人们要在日常生活中一定要照顾好脾胃，调摄饮食。如果经常食饮过量，就会导致消化不良，而造成血流不通、筋脉淤滞，进而影响健康。

四是"起居有常"。人的生活作息要有规律，养成良好的生活习惯。如人不可以经常熬夜，最好在晚11点之前入睡，如果经常熬夜，就会耗伤人体的心血，引发失眠等病症。五是"不妄作劳"。人不可以过度地劳作。劳作包括劳力、劳心和房劳三方面，强调人体的身、心、房事劳作均应适度，这样才能使形体与神明协调共存，故而人体才会健康而无病痛之扰。

人体要想进行正常的生命活动，要以"适度"为原则。生命活动中任何环节的太过或不及，都会导致疾病的发生。如运动方法的不合理，饮食上的饥饱失常、饮食不洁、饮食偏嗜，劳逸中的过劳、过逸，都是引发疾病的重要因素。所以，在运动上，要掌握恰当的原则，在饮食上应当遵循"谨和五味"的原则，在劳逸方面遵守"人体欲得劳动，但不当使极"的原则，同时还要避免各种外邪的侵害，以此达到"谨道如法，长有天命"的目的。

《内经》中养生的基本原则和方法是中医养生理论的重要组成部分。随着社会的不断发展和人们生活水平的日益提高，健康长寿已成为人们普遍追求的目标，而中医养生的理论和方法不仅有助于这个目标的实现，也可以有效预防现代人群中普遍存在的亚健康状态。

（二）用"天人相应"理论指导养生

"天人相应"既是《内经》的基本学术思想，又是中医养生的精髓。自然环境的异常可影响到人体的生理活动，从而导致疾病的发生。所以，只有尊重自然规律、顺应自然规律的变化，才能够减少疾病的发生，达到强身健体、延年益寿的目的。《素问·宝命全形论》中有"天覆地载，万物悉备，莫贵于人"的论述，就是对人与自然界关系的高度概括，而中医养生理论正是建立在这种"天人相应"的思想基础之上的。自然界的气候变化直接影响着人体的心理、生理和病理变化，所以在养生防病中，要顺应四时气候的变化规律，"法于四时"，使人与自然环境协调统一，精神内守，形体强壮，达到养生防病的目的。

四时养生即人体通过科学合理的自我调控，积极主动地顺应自然界四个季节气候的变化特点，通过"天人合一"，达到养生保健、延年益寿的目的。《灵枢·顺气一日分为四时》中有"春生夏长，秋收冬藏，是气之常也，人亦应之"的记载，说明人与自然息息相关。自然界四时有春生、夏长、秋收、冬藏的阴阳消长变化规律，而生长属阳，收藏属阴，故春夏季节属阳，秋冬季节属阴。根据人类生活在自然界中必须顺应四时的变化、调摄精神活动以达到人体与周围环境和谐一致的"天人相应"的整体观思想，养生防病要考虑到四季气候阴阳的变化和人体气血阴阳状况的关系来调节人体阴阳。所以人要在春夏季节调养自己的阳气，在秋冬季节调养自己的阴气，达到顺应四时阴阳消长的养生目的。如李挺在《医学入门》中所说："人之气血，春升、夏浮、秋降、冬沉，应周天之定序，配四时之常度。"同样也概括了人与大自然一年四季同步相应的关系。

《素问·四气调神大论》在"天人相应"整体观思想的指导下，提出了"春夏养阳，秋冬养阴"这一顺应四时阴阳盛衰的重要养生原则。春夏两季阳气渐盛，自然界的气候从温到热，万物从生到长，温与热、生与长都属阳，人体顺应自然之势阳气也应渐生。所以有"春夏养阳"的养生原则；秋冬两季阴气渐盛，自然界的气候从凉到寒，万物从收到藏，凉与寒、收与藏都属阴，人体顺应自然之势阴气也应渐生，所以又有"秋冬养阴"的养生原则。《灵枢·本神》说："智者之养生也必顺四时而适寒暑，和喜怒而安居处，节阴阳而调刚柔，如是则僻邪不至，长生久视。"强调人体必须顺应四时的自然变化，其目的

中医整体观——天人相应

99

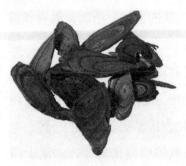

就是加强人体适应自然的能力，以利用自然的有利因素，抵抗自然变化的不利因素，保证人体的健康长寿。《素问·四气调神大论》还指出四时不同的具体养生方法。原文说："春三月，此为发陈，天地俱生，万物以荣，夜卧早起，广步于庭，披发缓形，以使志生，生而勿杀，予而勿夺，赏而勿罚，此春气之应，养生之道也；夏三月，此为蕃秀，天地气交，万物华实，夜卧早起，无厌于日，使志无怒，使华英成秀，使气得泄，若所爱在外，此夏气之应，养长之道也；秋三月，此为容平，天气以急，地气以明，早卧早起，与鸡俱兴，使志安宁，以缓秋刑，收敛神气，使秋气平，无外其志，使肺气清，此秋气之应，养收之道也；冬三月，此为闭藏，水冰地坼，无扰乎阳，早卧晚起，必待日光，使志若伏若匿，若有私意，若已有得，去寒就温，无泄皮肤，使气亟夺，此冬气之应，养藏之道也。"这些具体养生方法，正是"春夏养阳，秋冬养阴"养生原则的体现。

以"天人相应"理论为指导，遵循四时养生原则和方法，对春、夏、秋、冬四季养生做如下具体论述。

春季是万物萌发和推陈出新的季节，天气渐暖，自然万物阳气升发。因此，人体阳气也顺应自然向上向外疏发，人体皮肤腠理逐渐舒展，气血充盛向外分布于体表，体表血液供应增多，人体津液代谢主要以汗的形式排出体外。人在起居运动方面应该晚睡早起，起床后散开头发、宽松衣带舒缓形体，不让身体受到束缚，到庭院中散步，或者是在春光明媚、鸟语花香的日子，出去踏青登山、赏花问柳，让自己完全融入在大自然中陶冶性情，使心情愉悦、舒畅，这样可以使人体的生阳之气生发，人的精神情志也随着生发。对人的情志要"生而勿杀，予而勿夺，赏而勿罚"，以顺应"肝木喜条达"的特性，来养人的精神情志活动。也就是在精神修养方面，要保证心态平和，对新的事物或想法，要有给予而不夺取的心态，做人处事要有赏赐而不处罚的心理，时刻保持开朗、积极、乐观向上的心态。因为春季肝木当令，保持情志的舒畅，能促进肝气疏泄条达之性，有助于人体阳气生发与春季阳气升发相统一，从而达到养生的目的。如《摄生消息论》说："春日融和，当眺园林亭阁虚敞之处，用撼滞怀，以畅生气，不可兀坐，以生他郁。"在饮食方面宜选用辛甘微温之品，不可过多食用酸味之品。春季肝木当令，肝旺于春，在五味之中，酸主收敛，酸味入肝，不利于少阳之气升发和肝气疏泄。五行之中，木克土，过食酸味可使肝木过旺而克制脾土，出现脾胃功能失常的临床表现。唐代孙思邈在《千金方》中提出："当春之时，食宜省酸增甘，以养脾气。"《摄生消息论》中也提出"肝木味酸，木能胜土，土属脾，主甘。当春之时，食味，宜减酸益甘以养脾气"的饮食养生方法。所以根据春季的季节特点，在春季饮食中不宜食用过多酸性食物，宜选用辛甘微温之品。辛可以发散，属阳；甘味可以补脾，而"土为中央，灌溉四旁"，从中央到四旁，也属于布散，所以也属阳，辛干发散为阳，可助人体少阳之气升发，温食有助于维护人体阳气。但不宜食大辛大热之品，防止肝阳升发太过而克伐脾土。总之，从"天人相应"角度出发进行春季养生，要求人应该在生活起居、运动、情志、饮食等方面注意适应自然，顾护生发自身阳气，使阳气充盛与春生之气相一致，这样就可达到养生的目的。

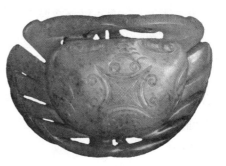

夏季是草木发展茂盛，植物开花结果的季节，自然界阳气也很旺盛，处处呈现繁茂秀美的景象。天暑下迫，地湿上蒸，天地阴阳之气相交，所以夏季是一年之中阳气最旺盛的季节，气温很高，阳光充足，而人体阳气顺应自然，也很旺盛，此时人体的气血非常充盛，新陈代谢也非常快。顺应自然之性，人在起居运动方面要晚睡早起，晚睡早起可以顺应自然界阳盛阴虚的变化，使人体阳气与自然界的阳气旺盛相一致，对增强体质有益。人在睡眠的时候，卫阳之气要入于阴，如果早睡晚起，那么人体的阳气就不能与自然界旺盛的阳气相一致，所以要保持人体阳气充盛，就要晚睡早起，在白天不要懒惰，以顺应自然界阳气旺盛的规律。夏季运动量要适度，应以动静结合为主，不可过于疲劳，不宜在烈日下或高温环境中进行运动锻炼，最好在清晨或傍晚天气凉爽时进行室外运动。如游泳、钓鱼、慢跑等，通过这些运动可以活动筋骨，使百脉通畅，气血调和，以

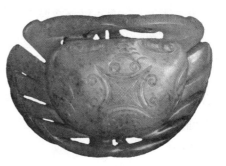

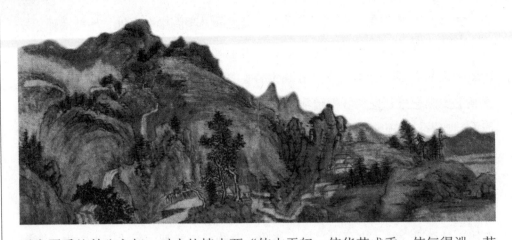

适应夏季的养生之气。对人的情志要"使志无怒，使华英成秀，使气得泄，若所爱在外"，以顺应夏长之势。即要调畅情绪，不要发怒，保持神清气爽，舒畅自如。因为自然界阳气上升，人体阳气也上升，发怒容易使人体阳气过盛，气血上冲，所以心情要保持平静，还要保持精力充沛，身体强健，夏天阳热之气很盛，人体的阳热之气也得外散，该出汗就要出汗，人的情志也要舒展，不要抑郁，这样人体的阳气才能长，才能旺盛，达到健康的目的。如《摄生消息论》中所说的："更宜调息净心，常如冰雪在心，炎热亦于吾心少减。不可以热为热，更生热矣。"故夏季应适应自然界"生长"的规律，主动调节情志，保持胸怀宽阔，心情愉悦。夏季养生还应注意饮食调养。因为在夏季，人处于炎热的环境中，人主要是通过水盐代谢调节体温的变化，天热大量汗出，导致人体盐分从汗液流失，所以食咸味食物可以帮助机体补充因出汗过多而失去的盐分，以防汗多损伤心气。另外，在饮食上应少食苦寒、油腻不易消化的食物，节冷饮，宜食用清淡、易消化、助脾健胃的食物，如鱼、蛋、奶、西瓜、黄瓜等，饮品可选用绿豆汤、酸梅汤之类。夏季在五行之中属火，为心所主，五味之中苦能入心，夏季适当食味苦之品有清心除热，帮助消化、增进食欲等功效。但过多食用味苦食物则会助长心气而损伤肺气，因为在五行之中，火克金，心火过盛则克制肺金。所以夏季应少食苦味，多食酸味、咸味等食物。酸味收敛，既可生津，又可固护体表，防止出汗过多。如此在起居、运动、情志、饮食等方面注意适应自然，才能顺应自然界夏季阳气盛长的变化，达到夏季阳长的养生目的。

秋天万物容态已经平定，气候不像春天那么柔和、也不像夏天那么炎热和湿润，而开始转凉，千树落英、万花凋谢，天气疾劲，地气清肃。秋季阳气开始收敛，阴气开始上升，所以万物停止生长，呈现出一片秋收的景象。人在起居运动方面要早睡早起，"与鸡俱兴"，鸡在天一黑的时候就休息，天不亮就起来打鸣，所以人的作息时间要和鸡一样。要早起锻炼，做到"闻鸡起舞"。金秋时节，天高气爽，是运动锻炼的好时期，中国自古有重阳节登高赏景的习俗。对人的情志要"使志安宁，以缓秋刑，收敛神气，使秋气平，无外其志，使肺气清"。即秋天要使情志安宁，因为秋气肃杀，是一种刑罚之气，用情志安宁、收敛神气来缓解由于秋气肃杀而使人产生悲观情绪。自然界的阳气已经开始收敛了，人体的阳气也要收敛，使气血容平、神气内敛，同时人的情绪意志也不可过分地活跃。古代养生家常到大自然中去领略"霜叶红于二月花"的秋日美景以调畅情志。高濂在《遵生八笺》中也提出秋季可"西泠桥畔醉红树""宝石山下看塔灯""满家巷观桂花""三塔基听落雁"，以缓解秋季肃杀之气对人心情的负面影响。秋季在五行中属金，为肺所主，所以饮食上要以滋阴润肺为主，可选长在水里的东西，如藕、竹笋、荸荠、菱角等；或选生在向北、背阴处的食物，如越冬的冬小麦、长在地里的地瓜、山药等。大自然为人们准备的润燥之品是大量的水果，如柚、苹果、梨等润燥之物。所以通过起居、运动、调畅情志、饮食等使肺气清肃而不上逆，达到养生的目的。

　　冬天是生机潜伏与万物蛰藏的季节，自然界万物都潜藏，阳气也随之潜藏于内，水结冰，地也冻裂了。在养生防病方面，也须顺应冬季的季节特点，重视自身阳气的养护。人在起居运动方面要早睡晚起，以待日光。入夜阴盛阳衰，提倡夜晚早睡静卧养阳，白天与太阳一起行动。又因冬季是阳气潜藏的季节，早晚的寒气尤易侵袭人体损伤阳气，所以要避之。即使坚持晨练，也应比春夏季节晚起为宜。如果冬季不注意"养藏之道"而损伤了阳气，就会影

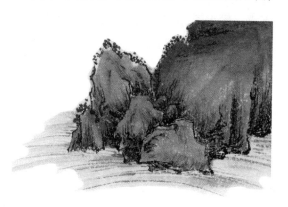

中医整体观——天人相应

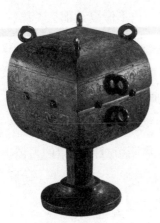

响来年春天阳气的升发能力，从而导致四肢枯萎不用的"痿厥"等病症。《素问·阴阳应象大论》中"冬伤于寒，春必病温"说明冬季感寒，伏藏于体内，到了春季就会发生春温。所以人在起居运动方面一定要保护自身的阳气。在冬天用热水泡脚对人体非常有益，双脚分布着许多重要的穴位，用热水泡脚能够刺激这些穴位，促进血液循环，调整阴阳；背部宜暖，冬季要注意背部保暖。对人的情志要"使志若伏若匿，若有私意，若己有得"。即在冬天，人的情志要潜伏、藏匿，好像有私事不愿泄漏一样，又觉得自己的情绪很好，时刻保持收敛、安宁与平静的情绪。古代养生家往往在冬季进行一些幽雅的养生活动。明代养生家高濂提出一系列在冬季怡情养神的方法："雪霁策蹇寻梅""扫雪烹茶玩画""山窗听雪敲竹"、"雪夜煨芋谈禅"等。冬天人的精神活动也要随着昼夜的变化加以调节。如白天要精神饱满，傍晚要安神定志，这样调摄精神，才会使人体阴阳气血平衡。在饮食方面，元代忽思慧在《饮膳正要》中指出："冬气寒，宜食黍，以热性治其寒。"冬季气温下降、外界阴分占主导地位，人体受外界影响，阴也要相对增加，因此，顺应这样的特点，人体要注重养阴。冬季为肾所主，肾有贮藏阴精的功能，因而要适宜温补，膳食也要以热性食物为主，如炖肉、煎鱼、火锅等。在这一理论指导下，中医归纳了一些御寒食品，例如肉类中的羊肉、牛肉、狗肉、龟肉、蛤蜊肉、鹿肉、虾肉、鹌鹑；蔬菜中的辣椒、胡椒、大蒜、生姜、蘑菇、香葱、韭菜；果品中的胡桃、龙眼、栗子、大枣、桔子、柚子、松子等，既为人体补充了足够的营养，又保护了人体的阳气。

中医治病的奥秘——辨证论治

　　辨证论治是我国中医学的理法精髓。在辨证思维的知道下，中医拥有独特的诊疗体系。随着医学科学的发展，辨证论治在其几千年沉淀的积累基础上，不断发展变化、完善进步。本书从辨证论治的起源、发展，到中医学各分科内容，简单形象、通俗易懂地描述了其内涵和应用。

一、辨证论治的起源与形成

中国医学有数千年的历史，是中国光辉灿烂的古文化的一个重要组成部分，为人民群众解除了疾病和痛苦，为中华民族的发展作出了巨大贡献。中医的核心内容即是辨证论治和整体观念。辨证论治是中医学的特点与精华，是中医学

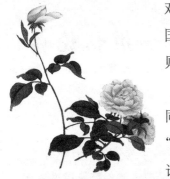

对疾病的一种特殊的研究和处理方法。辨证论治是我国特有的，根据病理变化进行治疗的一种临床诊疗原则，它的形成与发展经过了两千多年的漫长过程。

历史上中医的辨证方法不同，对于"证"也有不同的理解，可以说是从不同的角度来认识中医的"证"。辨证源于《内经》，《内经》奠定了中医的理论基础，是按"藏（脏）居于内，形见于外"，从患

者的外象来推论"证"的，《内经》产生于周秦阴阳五行学说盛行之际，所以脏腑辨证具有鲜明的哲学特点。之后张仲景把辨证论治的哲学思想具体结合于临床，创六经辨证，从而确立了辨证论治体系。"博采众方"，以求效为主，每个汤方都有相应的证，只要有此证即可用此汤方，常称"汤证"。以汤辨证亦属辨证范围，故称之为方剂辨证。《伤寒论》以后，一直到隋唐五代，辨证论治原则的运用并没有显著的进展，但对疾病的记述和处方用药的依据，大部分已不是以病名或个别症状为主，而是发展到在病名之下分列若干不同的证候组合为处方的根据了。明清之际，张介宾在《景岳全书·传忠录》中称之为"诊病施治"，周之干在《慎斋遗书》中称之为"辨证施治"，章虚谷在《医门棒喝》中概之为"辨证论治"。1954年中国中医研究院朱颜在《中华医史杂志》上撰文《中国古典症候治疗的一般规律》，谈到中国古典医学症（证）候治疗的一般性规律，这是第一次正式提出"证候治疗"，为次年提出"辨证论治"打下了基础。1955年，任应秋发表了题为《中医的辨证论治的体系》的文章，首次明确提出"辨证论治"这个概念，说明中医学已经逐步形成了一个完整的体系。他

传统中医理论

指出："辨证论治是中医临床上不可缺少的基本知识……中医的证候绝不同于西医的症状，中医的证候完全是施治用药的标准，而西医的症状，不过是描写病人的异常状态，殊非诊断治疗上的关键。"

随着中医临床的医疗实践和中医理论的形成，中医辨证论治体系逐渐产生和完善起来。现在中医学者认为证即证候，是疾病发生和演变过程中某阶段本质的反映，它以一组相关的症状，不同程度地揭示病因、病位、病性、病势。证是中医学特有的概念，是哲理、医理与临床实践的结合。辨证，是在中医理论指导下，对临床病情资料进行综合分析，从而对疾病当前的病位与病性等做出判断，并概括为完整证名的诊断思维过程。即确定现阶段属于何证的思维加工过程。临床辨证的一般思维规律，是在中医学理论的指导下，通过对症状、体征等病情资料的综合分析，先明确病位、病性等辨证纲领，再确定辨证具体要素，然后形成完整准确的证名。

在长期临床实践中，历代医家创造了许多辨证方法，如八纲辨证、病因辨证、气血津液辨证、脏腑辨证、六经辨证、卫气营血辨证、三焦辨证、经络辨证等辨证方法，这些辨证方法从不同的方面总结了认识疾病证候的规律，它们各有侧重，各有特点，又相互联系和补充。

八纲辨证是运用表里、寒热、虚实、阴阳八个辨证的纲领，对四诊所获得的各种病情资料，进行分析、综合与归纳，从而辨别病变的位置的表里深浅，病情性质的寒热，邪正斗争的盛衰和病证的阴阳类别的辨证方法。八纲是分析各类疾病共性的方法，它是其他辨证方法的总纲。八纲辨证是辨证的纲领，八纲证属于纲领证。

病因辨证是根据病因学基本原理，综合分析各种病因侵入人体所致疾病的各种证候的辨证方法。这种方法是通过对疾病当前证候的辨识从而推断病变形成和发展的原因，即所谓"审证求因"。实际上是对证候的性质做出判断。

气血津液辨证是根据患者所表现的症状、体征等，对照气血津液的生理、病理特点，通过分析，判断疾病当前病理本质中是否有气血津液亏虚或运化障碍的证候的辨证方法。

　　病因辨证、气血津液辨证以及八纲中的寒、热、虚、实辨证均是用以确定疾病当前病理变化本质属性的辨证方法，也称病性辨证。其中寒、热、虚、实证候是病性辨证的基本证候；六淫、疫疠、食、虫等病因及气血津液变化所致证候是病性辨证的具体证候。

　　脏腑辨证是以脏腑病位为纲，对疾病进行辨证。各脏腑的生理功能、病理特点和联系规律，是脏腑辨证的理论依据。脏腑辨证的内容比较系统、完整，生理、病理概念均较确切，纲目清楚，内容具体，有利于对辨证思维的指导，也有利于对其他辨证方法所述证候实质的理解。因此，脏腑辨证是临床辨证的基本方法，是整个辨证体系中的重要组成部分。

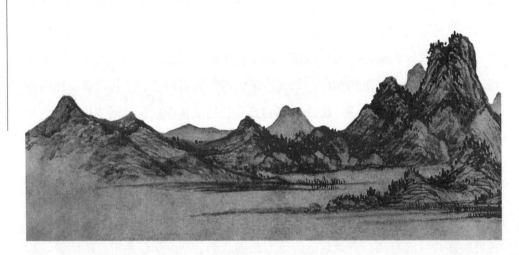

二、阴阳五行学说与辨证论治

中医理论博大精深，但由于未通过数字化和形式化使其科学性直观地凸现出来，因而对它的理解完全取决于研读者的"悟性"，故而能真正理解和全面掌握它的人只是极少数。作为其理论基础的阴阳五行学说被誉为中医学的说理工具和方法论，更是难以理解应用。

关于阴阳，20世纪的中医教材和著作几乎均认为源于《周易》，易学家早已指出："《易》以道阴阳。"在阴阳说流行之时，即战国中晚期之间为易学家所采用。从历史来看，易学家援阴阳以说《易》，与医学家引阴阳以说医及农学、天文学、军事、建筑学等学科吸收阴阳以说理，是同步进行的。阴阳学说是中医基础理论的重要内容，是中国传统的唯物辩证法，对认识人体、认识疾病、辨证论治等均具有重要指导作用。阴阳是对一个整体既相互对立又相互依存的两个方面或两种属性的抽象概括，它不仅包含西方的唯物辩证法，而且较之高出一筹。阴阳学说具有五大要义，即阴阳的共存、对立、互根、平衡和转化。西方的唯物辩证法只讲对立性，而不讲互根性和平衡性。然而，互根和平衡是和谐的基础，因此，阴阳学说实际上是一种和谐化的辩证法。若六淫、七情等因素导致人体阴阳的偏盛偏衰，失去相对平衡，就会使脏腑经络功能失常，从而引起疾病。阴阳的不平衡主要是出现一方的"不足"与"有余"。"阴胜则阳病，阳胜则阴病"。针对人体疾病的这一主要的病理变化确定治疗原则和方法，调节阴阳的偏盛偏衰，可以使机体转归于"阴平阳秘"的状态，恢复脏腑经络的正常功能，从而达到治愈疾病的目的。

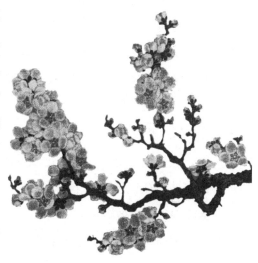

中国古代没有人注重五行的本体

是什么，注重的是其功用。五行的本义是以木、火、土、金、水为说明物，使人明晓条达、炎上、稼穑、从革、润下五种不同之性。五行配时空和五行配五脏是哲学的五行观向中医学渗透的最关键一环。古人认为阴阳仅能说明一切事物的矛盾统一，却不能说明它们之间有机的联系和制约，于是便以五行来说明

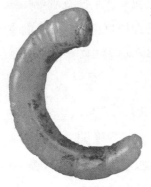

事物运动发展的过程。五行是对同一个系统既相互助长又相互抑制的五个方面或五种属性的抽象概括。与阴阳的对立性相关，整体的状态取决于五对具有相克关系的二行强度比重之差，是对五行平衡性的刻画。由此不难看出，五行学说是阴阳学说的引申和发展。

阴阳五行的辨证思想影响了中医学，中医利用阴阳五行辨证方法，分析疾病，治疗疾病，认为人体疾病产生是由于阴阳失去相对平衡、五行失于相生相克的动态平衡所致的当五行中某一行出现太过或不及，不仅这一行与其他任一行之间的不平衡关系加剧，而且该行与其他四行的关系在总体上也出现了不平衡，阴阳五行失去平衡就产生疾病。这为认识疾病、用辨证施治方法治疗疾病打下了理论基拙。

中医临床上运用五行生克规律，是根据人体内脏的变化活动和相互关系，并结合长期医疗中所积累的经验知识，因而有效地指导了中医临床。五行中具有对立性的任意二行，一方阴盛，则另一方阳虚；一方阳亢，则另一方阴虚；但一方阴虚，另一方既有可能阳亢，又有可能阳虚；一方阳虚，另一方既有可能阴盛，又有可能阴虚；五行中具有同一性的任意二行，其阴阳的盛虚具有同一性。这也反映出疾病传变的规律。但这种情况只是可能发生，而不具有普遍性。它以经络脏腑为核心，剖析人体生理病理动态的系统、层次、生克、虚实、集散、串并、因果、转归等泛系关系。人体内脏之间本有一种调整的本能，表现为相依相存，相反相成，保持其活动均势，是为正常现象。反之，当生不生，当制不制，或相生不及，相制太过以及其他紊乱现象，都是病证，经综合分析辨清证候属性，在这种情况下运用五行生克规律来治疗，即补母泻子，抑强扶弱，才会收到确切疗效。

我们发现中医学所涉及的包括哲学基础在内的许多问题都属于复杂性科学

传统中医理论

范畴，非现代科学所能解释清楚，中医作为中国传统文化的重要组成部分，虽然由于受到时代的局限，也有某些不足，但它的科学性和优势是不容否定的。它的科学性和优势通过现在研究的阴阳五行数学可以更加凸现出来。"阴阳五行数学"主要从哲理数学和逻辑学角度揭示阴阳五行学说的科学内涵以及五行生克、主体与客体阴阳消长与升降的逻辑关系。其作用在于证实、阐明中医药的科学内涵，为临床辨证论治提供更加深入的理论基础，丰富和完善中医药理论体系，并将中医药的科学内涵用数学语言加以表达。不仅如此，阴阳五行数学还对辨证论治赋予现代科学特征，使之由思辨向实证过渡，使思辨为公式推导所取代，从而不仅使之有很强的操作性，而且变得很直观，因而有助于中医学的推广普及和走向世界。中医学不仅完全有可能成为具有现代科学特征的科学，而且具有很大的发展前景。它虽然古老，但生命力依然相当旺盛。

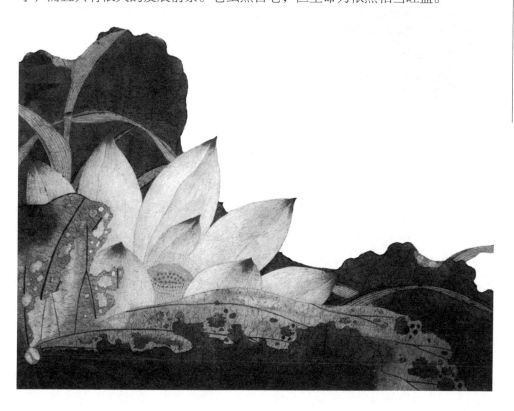

三、西医辨病与中医辨证

证、证、症三字是古字与今字、正字与俗字的关系，正如吴有性早已指出的那样："病证之'证'，后人省文作'证'，嗣后省'言'加'疒'为'症'。"（《温疫论·正名》）当今最具权威性的工具书《汉语大字典》《汉语大词典》也都有着正确的解释。"证"是病人患病时自我感觉的各种异常变化，并足以证

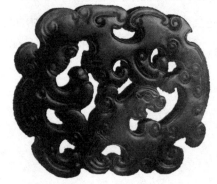

明自身患有疾病的证据——症状，引申于广义时代表病人全部的临床资料；"候"是医者运用各种诊察手段，经过一定时间对病人进行诊察检查而获得的形体上的各种异常征候——体征，引申于广义时亦代表病人全部的临床资料。故古人或单称"证"，或单称"候"，或"证候"合称。中医学在历史上曾经使用过的证、候、症和由它们派生而来的证候、症候、病候、病证、病征、病状以及现今使用的证候和症状等，都是在一定历史时期内可以替换使用的同义词。所谓的"辨证论治"，实际上就是鉴别、分析患者诉说的症状和医者所诊察到的体征（包括舌苔、脉象）辨别出病邪侵袭与正气损害情况，分析由此而发生的病机进退和病情变化；如何从病因、病机定出治法；如何针对治法处方用药的过程。中医的辨证论治被奉为中医学的理论核心，而西医则要辨病，即看病，虽然二者的动机都是要治愈疾病，但其出发点和手段是完全不同的。

比较下面中西医的病案：

男患，李ＸＸ，56岁，1988年4月就诊。

患者自觉脘腹胀满、饮食减少年余。开始时但觉食后作胀，移时略舒，后渐加重，终日胀满。曾服酵母片，保和丸，木香顺气丸，紫蔻丸，宽胸顺气丸及汤药数剂。初服之，暂觉宽松，服之既久，反不见效。自以为病重药轻，又服槟榔四消丸两包，服后两小时左右，腹内鸣响，继之拘急而痛，泻下数次后，

传统中医理论

脘腹稍觉舒缓，逾时胀满更甚，腹内时痛，痛时则欲泻，虽泻而腹胀不减。

该患既往身体尚可，一年前曾因过食冷物而腹痛泄泻，用药治愈，之后渐觉食后作胀，脘腹满闷不舒，饮食减少。饮食虽少，而胀满却越来越重。渐觉周身倦怠，四肢疲乏无力，嗜卧多眠，大便多溏。每于服食生冷之物及着凉（特别是腹部与脚）后，胀满加重。如服食热物，俯卧于热炕上，或用热物敷于腹上，再按压揉摸，则胀满渐消，而腹中倍觉温暖舒适。患者形体消瘦，面色黄白，舌淡胖而润，脉细弱。脘腹部按之平软，无疼痛不适之感。

细思疾病之整个过程，其病起于寒凉，加重于消导攻伐。患者虽自言胀满，但并无腹部胀大之形。细询之，是患者自觉脘部有堵塞不通畅之感，饮食减少，所以此病实为痞满。因患者病程已逾一年，服消导顺气之品而反剧，且喜温暖而恶寒凉，因而证属脾胃虚寒，中阳不运。拟用温中补脾之法，予理中汤加味：党参 20g，白术 15g，炙甘草 10g，干姜 15g，丁香 10g，砂仁 10g，川朴 10g。水煎服，日 3 次。

3 剂后，自觉痞满减轻，腹部有温暖感，且排气也多。既已见效，说明药已对证，效不更方，又投 3 剂，大见好转。予附子理中丸 20 丸，每次 1 丸，日服 3 次。1 周后，胀满之感已消，食欲增加，大便已每日 1 次。肢体疲乏无力、嗜卧等症皆大有好转，自觉体力已有所增强。为巩固疗效，又继服理中丸与人参健脾丸而愈。

此患病年余，曾屡用开郁行气之品而不效，则非气滞可知；用消食导滞之药无功，不是食积也明。特别是用槟榔四消丸后，证情急转直下，更足以说明此证的性质。盖槟榔四消丸系由大黄、黑丑、皂角、香附、五灵脂等组成。槟榔沉重，性如铁石，本草言其无坚不破，无胀不消，无食不化，无痰不行，无水不下，无气不除，无便不开，可见其药性之峻猛。大黄苦

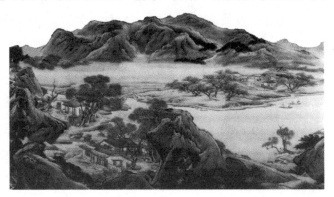

寒，攻积导滞，荡涤胃肠。黑丑辛烈，最能下气行水，通利二便。皂角辛烈善窜，通行诸窍，畅利大肠。诸药合用，功能涤荡胃肠，消食导滞，利水除胀。对停食停水之胀满不食，确系形气俱实者，必有冲墙倒壁，推陈致新之效。但此患服后，不唯不效，病反增剧，则其非气滞食积之证，而纯属虚证无疑。

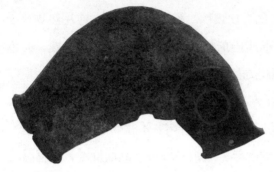

又患者之病，得之于寒凉，且畏凉而喜暖，此足以说明，其证不仅属虚，而又为寒。以上是从病史及所用药物之后的反应来分析判断病情。

再从患者的症状来分析。患者虽自觉胀满，但脘腹并不胀大隆起，按之不痛反觉舒缓，其非实胀可知。且其食欲不佳，形单体瘦，倦怠无力，嗜卧多眠，大便多溏，舌质淡胖，纯系一派中阳不足，脾胃气虚之象。更何况其得温热则病减，遇寒凉则增剧，知其证之确为中焦虚寒，故敢直用理中汤，补脾胃而暖中阳，竟收到了满意的效果。

男性，59 岁，因非劳力性心前区钝痛，向左臂放射，伴大汗、轻度恶心入院。患者近 2 年类似症状间断发作，每次持续 20 分钟左右，通常由劳累诱发，舌下含服硝酸甘油可缓解。自上月以来，发作较为频繁，有时出现在休息时，最近 48 小时在休息或轻微体力活动时有几次胸痛发作。体检心律不齐，未见异常。发作时偶发室性期前收缩。

诊断及诊断：1.冠心病，不稳定心绞痛或变异型心绞痛，心律失常：偶发早博，心功能 II 级。2.高血压病（极高危组）。

依据：1.反复心前区疼痛，持续 20 分钟，含硝酸甘油可缓解，劳累、休息均有发作。2.ST 段抬高（发作时）。3.血压中度升高。

鉴别诊断：1.急性心肌梗死；2.肺梗塞；3.急腹症。

治疗：1.抗血小板、抗凝；2.钙拮抗剂；3.硝酸酯类药；4.吸氧，测 Bp。进一步检查：1.心酶 4 项，肌钙蛋白，异常为高危患者。2.彩超，了解心脏情况，定时 ECG 监测。3.血糖、血脂加用调脂药。4.冠脉造影，必要时 PTCA＋支架。

传统中医理论

从上面病案中，我们可以分析出西医首先要确定诊断，也就是看出是什么病，然后再针对这一疾病的病因、发病机制、出现症状、表现的一般状态采取对因治疗、对症治疗、针对病机治疗和维持一般状态的治疗，中医治病则主要是辨证。中医与西医学比较而言，中医重视宏观，西医重视微观；中医重整体，西医重局部；中医重辨证，西医重辨病，重形质而忽气化。中医是古代朴素自然科学观念下形成的，是在长期的医疗实践中，对临床的经验性事实不断总结、归纳、演绎，逐渐升华形成了中医学的各种学说和理论。研究方法为粗略的解剖，亲身的感受——眼观、寻摸、耳闻；研究思路的取类比象；研究内容以外在表现为主，内在为辅，以外推内。这些都是客观有效的，但不能与现代科技仪器的客观检测准确性、精密性和直观性相比，这就形成了中医学与西医学的不相适应性。而西医学则是近代历史上又一层次的自然科学，它是现代科学与技术在多学科、多领域不断发展而取得的成果。研究方法注重微观、准确、具体、客观；研究手段以仪器、设备为主；研究思路是从分子、细胞、致病原等基础上阐明机制；研究路线是由外到内，层层深入分析；详于对疾病的诊断与鉴别，对疾病的病因、病位、病理变化较为具体，长于对病因如细菌感染性疾病的治疗。

虽然中医辨证与西医辨病有诸多区别，但若将辨病与辨证相结合，西医辨病可以弥补中医无证可辨的局限性。同时中医辨证亦可以弥补西医的不足，如西医诊断无病但患者有自我不适（无病有证）、或西医诊断明确的疑难病但疗效不佳，或西医诊断为"综合征"。用辨证手段直接地把握机体这种病理性状态，用针灸、中药等治疗手段调整机体潜在的自稳调节功能，综合调动机体抗病能力，重建机体阴阳平衡，这是中医辨证论治的优势所在。西医的辨病与中医的辨证相结合，已成为当前中医药临床研究中病例选择的主要模式，已成为中西医学临床结合的主要途径之一。但目前在这种病证结合的过程中，特别是在疾

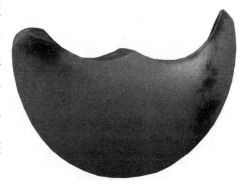

病、证候辨证标准制定时，多是分别从病与证各自不同角度着手，而没有充分考虑二者之间的联系。具体地说，也就是没有注意到同证异病、同病异证其病机与临床症状表现有同有异。疾病的外现与中医症状或体征之间的内在联系和诊断意义是什么，有关具有中医证候的特征功能的异常改变与疾病的特征区别是什么，均有待深入研究和认真对待。所以要提高中医的诊疗水平，发展中医的诊断治疗学，须把中医"证"的研究和现代医学的"病"结合起来，进行中医临床辨证分型现代化研究。

一位西方医学工作者曾这样说："西医是治人的病，中医是治有病的人。"这不仅从本质上说明了中西医的区别，而且真切地揭示了中医的人学内涵。除了疾病之外，作为整体的"人"，在中医理论中备受关注。

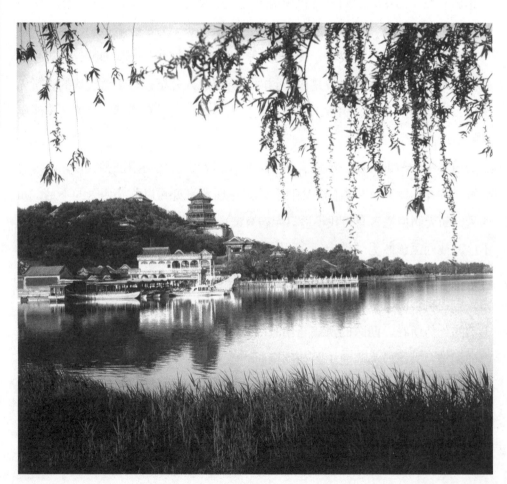

四、"心中易了，指下难明"的脉诊辨证

摸患者腕部的脉搏，俗称切脉，亦称脉诊、切诊。对中医来说，最具有标志意义的，莫过于脉诊；最充满神秘色彩的，也莫过于脉诊。脉诊在大多数人眼中是很神奇的，医生凭三根手指在不到二寸的人体上桡动脉处通过仔细体察脉象微妙之无穷变化，就能知道你的病情，实在有点不可思议。也正因为这样，很多人对脉诊产生了怀疑——你这三根手指难道能像各种先进的仪器一样，看到我们内在脏腑的变化吗？对他们来说，西医的先进仪器和设备检查出来的结果，才是值得信赖的。作为中医招牌的诊断方法，脉诊真的只是一种骗人的东西吗？脉诊真的那么虚无缥缈吗？脉诊已经过时了吗？我们是否还有必要把脉诊作为不可或缺的诊断手段呢？我们只有弄清楚脉诊的实质性含义和机理，才能真正跨越阻挡在中医前面的各种怀疑和否定，从而走进一个充满智慧和远见的医学领域。

现在中医所采用的脉诊法，基本都是以桡动脉为主要部位，桡动脉位于手腕的桡侧（靠拇指侧），这个部位在中医上也称为"寸口"。因为我们所摸到的桡动脉的中心部位，离手掌的距离大约在 1 寸左右。中医在脉诊上并不是一开始就采用"寸口"诊脉的，在《内经》的记载中，就是通过诊察人体所有的体表动脉来实现对疾病的诊断的。《难经》提出单用"寸口"作为脉诊的部位以后，特别是晋朝医家王叔和在他著的《脉经》中极力推广用"寸口"诊脉以后，中医才逐渐将脉诊部位固定在"寸口"。中医选择桡动脉作为脉诊的主要部位，有两个原因：一是桡动脉部位表浅，伸手即得，易于医生诊察。特别是在封建社会中对女性病人的诊察，如果要诊察股动脉或颈动脉，往往很不方便；二是桡动脉在中医经络学说中是手太阴肺经的循行路线，肺又是百脉朝会的地方，五脏六腑的信息都会通过百脉传递给肺，从而在桡动脉上得

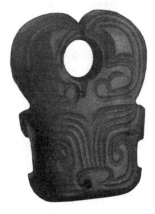

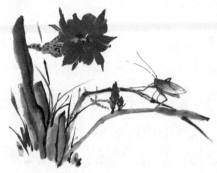

到反映。为了能更详细地体察桡动脉所反映的各种信息，中医以桡骨茎突（手腕桡侧可以摸到的骨性突起）为标准，把摸到的桡动脉分为三个部分，桡骨茎突处称为"关"，关前称为"寸"，关后称为"尺"。寸、关、尺构成了中医诊脉的三个部位，医生用食指、中指和无名指分别来诊察这三个部位的脉象（食指诊察寸部脉象，中指诊察关部脉象，无名指诊察尺部脉象），以获取有关疾病的详细信息。

把"寸口"分为三个部分具有非常重要的意义。中医上把人体分为上焦、中焦和下焦。上焦包括了人体头面五官、横膈膜以上的胸腔以及其中的脏器（如心、肺）；中焦包括了人体横膈膜以下、脐部以上的上腹部以及其中的脏器（如脾、胃、肝、胆）；下焦则包括了人体脐以下的腹部以及其中的脏器（如肾、膀胱、大肠、小肠）。寸、关、尺正好和人体的三焦相对应。寸部位置最高，能反映上焦的情况。尺部位置最低，能反映下焦的情况，而关部位置居中，能反映中焦的情况。通过寸、关、尺三部和上、中、下三焦的对应，桡动脉事实上就变成了整个人体的缩影，因而中医师三个手指所感觉到的，已经不仅仅是脉搏，而是从寸、关、尺三部上得到的信息"脉象"。因此脉象就是人体内部信息在脉搏上的一种表露。通过这三个手指对寸、关、尺三部脉象的接收，我们就等于拿到了打开疾病之门的钥匙。不管是健康或是疾病，人体内在的各种变化都已经真正掌握在医生的手指之下，就看我们是否能识别和判断了。

经验丰富的中医大夫，通过"按三指"，常能精确地判断出患者的患病部位和性质，推测疾病的进展和预后，窥察体内邪正盛衰等情况。因此中医创造性地把它作为疾病诊断的重要手段，是具有深刻意义的。脉搏为我们提供了有关脏腑功能状态以及人体物质充盈程度的最可靠和最直接的证据，通过这个证据，我们可以真切地了解到人体的内在平衡状态。我们不得不佩服古人的聪明才智，利用一个小小的脉搏，竟然可以获取这么多有关人体的信息。历史上有关切脉的趣闻甚多，然而，切脉之术是谁人发明的呢？

相传，距今两千多年前的春秋战国时期，晋国上卿赵简子有一次病倒，昏迷不醒，众人皆认为他已经离世。而当时的名医扁鹊从赵简子的手腕部按及还有微弱的脉跳，断言此人未亡。经他精心调治一周，赵简子果然"起死回生"。

又一次，扁鹊路过虢国，见举国上下正忙于筹办驱魔祛邪的祭祀。询问之后方知原来是虢国太子已断气半日。扁鹊急上前察看，经摸脉搏、按体温，断定太子属假死，其奄奄一息之态是"尸厥"的表现（相当于现代医学所说的休克）。当即与弟子用针刺、热敷之法抢救。待虢太子醒来后，再以汤药精心调治二旬告愈。故后人普遍认为扁鹊是发明切脉察病术之鼻祖，正如西汉史学家司马迁在《史记》里所言："至今天下言脉者，由扁鹊也。"

在脉诊被广泛应用以后，许多著名医家都曾钻研其中的奥妙，并有一定造诣。比如明朝的大医家孙一奎在治病时非常重视脉诊，经常通过脉象来分析疾病的根源，判断和预测疾病的发展情况。

有一年秋天，孙一奎应朋友的邀请，给一个李姓青楼女子诊病。诊病过程中，李姓女子咳嗽数声，她自称咳嗽只是偶尔出现，自己感觉也没有什么特别不适的地方，但每次月经来都很少，只有一两滴，并伴冷汗淋漓，醒后就会感到四肢酸软、体力不支。孙一奎细心地诊完脉，并没有给开方子，而只是安慰了那女子几句，说只要多休息就没事了。回到客栈，他朋友问他为什么不开方子呢？孙一奎叹了口气说，她的脉象告诉我，疾病已到晚期，药物恐怕是没用了。朋友很奇怪地说，那女子看不出有什么大病呀，看上去精神也不错，怎么会严重到无药可治了呢？孙一奎说，她的脉象很怪，两寸部短涩，两关部弦，两尺部洪滑。脉的关部，对应人体的肝胆，关脉弦也就意味着肝火旺盛，而现在是秋季，秋属金，肝属木，金能克木，所以秋季不应该出现如此亢盛的弦脉，现在肝火在受到克制的季节仍然如此旺盛，必然会损耗人体的阴液。再看她的尺部脉，尺脉对应的是人的肾，尺脉洪滑，是肾中元阴亏耗，元阳偏亢的表现。而她又是青楼女子，肯定多动欲火，这样就更加损伤体内的元阴。最后再看她的寸部脉象，寸部对应人

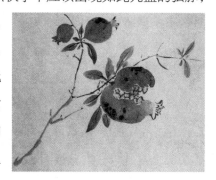

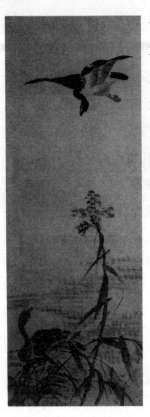

体的心、肺，寸脉短涩，则表明心、肺精气不足，肺是水之上源，肺中精气亏耗，就无法再滋养和补充肾中的元阴。综合她的脉象，是邪火旺而真阴竭，而且现在已经有咳嗽表现出来了，这就是人体真阴衰竭的征兆，古书上说"阴虚则病，阴绝则死"，所以我断定她无药可医，到明年二月春季木旺的季节，肯定会病情加重而死。后来果然被孙一奎说中，那李姓女子在第二年二月死亡。

由此可见，脉象不仅可以反映人体内在的疾病信息，更可以反映出疾病时机体的功能状态，通过这两种信息的综合对比，我们可以根据脉象的表现来推断疾病的预后和转归。其中，预后指疾病最终可能出现的结果；转归指疾病可能出现的变化和后果。比如说脉象由缓和而转为弦急，这就说明人体正气渐衰而邪气渐盛（缓和是脉有胃气的特征，而弦急往往是病邪在脉象上的反映），往往是疾病加重的表现；相反，如果脉象由原来的弦急而转为缓和，则又说明邪气渐退而胃气渐复，这就是疾病好转的迹象。再比如说，久病体虚、失血吐泻等患者，由于体内气血津液消耗，在脉象上通常表现为虚弱；如果出现洪、滑、数、大等过于亢盛的脉象，则又说明此时的人体正气大衰，而邪气炽盛，往往是疾病危重、预后不良的一种反映。

中医其指下动脉变化虽众多，但各具一定形态。它们能反映患者疾病的发生。发展和转归，甚至病人未觉而病脉先现，故对生同一种病的同类病人，虽病同但病因不同。中医施以不一样的处方药就很合乎自然规律。这就叫先进的个性化治疗。千人千方没有错，无可指责，中医验方制成的中成药对同类病人，有人反映效好。有人认为还行。有人认为无效，就是千人一方、没有辨证治疗导致的。

中医的切脉术可谓博大精深，且颇灵验。但把它吹捧得玄之又玄，则莫过于历史上宫廷医官为皇亲国戚的夫人千金们看病时的"牵线切脉"了。

相传，清代慈禧太后有一次患顽疾，陈御医就是在既不能目睹其神色、又不敢探问其病情的状况下，隔着帷帐在红绿丝线上切脉，后小心翼翼地开了三贴药方。太后服后，果然药到病除，特赐予他"妙手回春"金匾一块。但牵线切脉毕竟属故弄玄虚之举，乃历代医官因受缚于封建礼教不得已而为之的骗技。据传，陈御医晚年隐居后才敢透露当年为"老佛爷"牵线切脉成功获重赏之事的内幕。当他获悉将召自己为慈禧看病的消息后，急忙变卖家产，重金贿赂太后身边的内侍、宫女，得知太后之病乃贪食螺肉所致食积顽症。牵线切脉时，他先强装镇定，后心中有数地开出消食健脾的处方，终使"老佛爷"药到病除，化险为夷。

切脉，就像一道关卡。这一关，连接着医患双方，暗藏着不少玄机。几千年来，聪明的医生在不具备当今各项仪器和实验检测手段的条件下，全凭大夫的诊断功夫，所以那时的大夫一门心思钻研医术，钻研脉诊，手诊，应用遍诊法、三部诊法诊病，首开世界医学史之先河，令人钦佩，后继者不断简化提高，发展到四百多年前的李时珍的频湖脉学至今，其实用性、可操作性、可重复性已日趋成熟。医生通过脉象不仅可以看出脏腑器官的生理功能、病理部位，而且很多现代医疗设备查不出来的疾病以及非病态的亚健康状态，通过脉诊也能在早期发现，因此"把脉"这种最经济实惠又对身体无伤害的诊疗手段，应该不断发扬光大。

五、"辨证尖端"汤方辨证

方证是古代医家收集临床症状后判断归纳为证，并用相应的有效方药治疗，归结、积累的经验，具有深刻的科学内涵。方证是《伤寒论》的主要组成内容，

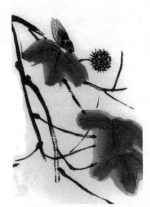

是辨证论治的重要核心内容。对于中医治病特点，经方家胡希恕先生有精辟的论述："中医治病之所以辨证而不辨病，是与它的发展历史分不开的。由于中医的发展远在数千年的古代，当时既没有进步的科学依据，又没有精良的器械利用，故势不可能有如近代西医，面向病变的实质和致病的因素，以求疾病的诊断和治疗，而只有凭借人们的自然官能，于患病人体的症状反映上，探索治病的方法。经过千百年的长久时间和亿万计的众多

人体，观察再观察，实践复实践，不但促进了四诊的进步、药性的利用和方剂配制的发达，而且对万变的疾病，亦终于总结出来如八纲六经等一般的规律反映，并于此一般规律反映的基础上，总结出种种通治一般疾病的验方（方证），所谓伊尹汤液经即集验方（方证）的最早典籍。"

汤方辨证是以汤方的适应证及其病机为基本模式来辨识疾病的方法，就是在临床诊治过程中，着重辨识各个方剂所主治的证候。有是证用是方，其运用有关方剂治疗的特定证候，通常称为方证。汤方辨证的鼻祖是《伤寒论》，汤方辨证的特点在于其主症体现了病证的病理本质，辨证一旦明确，方药的使用也就随之明确。如第 34 条说："太阳病，桂枝证，医反下之。"第 101 条云："伤寒中风，有柴胡证，但见一证便是。"这里所说的"桂枝""柴胡"乃非指药物名称，而属病证范畴，桂枝证即太阳中风证之互辞，柴胡证系少阳病的代名词。条文中方药选择措辞严谨，根据病证与汤方的对应程度而分别选用"汤主之""宜汤""可与汤"，汤方与病证丝丝入扣，不容含糊。但是《伤寒杂病论》中汤方的应用富有更多的灵活性，汤方药物因证而变，药量因证而变，药

传统中医理论

物炮制乃至汤方煎服，都随着病情的变化而变化，这种每一病证与每一汤方的直接对应，互为约束限定的证用方名、方因证立、方证一体的内在联系贯穿于整个《伤寒论》之中，充分体现了辨证论治的精神。

比如根据六经辨证与八纲辨证分析，太阳病为外感热病的初期阶段，乃系风寒外束，邪客于表，法宜解表透汗，达邪外出。但究竟是用峻汗的麻黄汤，缓汗的桂枝汤，还是小汗的桂枝麻黄各半汤呢？再如阳明病为里热炽盛的峰极阶段，阳明热证宜清，实证宜下，但在热证治疗中，是用清宣的栀子豉汤？还是用清滋的白虎汤？抑或是清滋益气的白虎加人参汤呢？基于六经、八纲辨证过于概括而不够具体，故务必将六经辨证与汤方辨证相结合，始能辨证确切，施治有据。临床上只有认真辨识各个汤方的具体脉症，才能使辨证和论治得到最终的统一，方可使方药切中病机，收到预期效果。否则，尽管六经分证井然有序，若汤证不明，亦不能使疴疾得瘳，奏效卓著。

张仲景把方证归六类而有六经辨证。对比研究《伤寒论》和《汤液经法》，可察觉张仲景撰成《伤寒论》的轨迹。由《汤液经法》可看到，其主要内容是记述前人所用经验方药及其适应证。丰富的方剂和适应证的积累，孕育着经方理论的形成。到了张仲景时代，人们认识到了每个方剂治愈疾病，不但与症状特点有关，而且与疾病的病性（寒、热、虚、实）、病位（表、里、半表半里）有关，这样把方证归类，则大体有六类不同的方证，即：

麻黄汤方证、桂枝汤方证、桂枝加桂汤方证、桂枝加芍药汤方证、桂枝加葛根汤方证、栝蒌桂枝汤方证等，皆有发热、恶寒、身疼、脉浮等症。《伤寒论》认为这些方证病位在表，病性属热、实、阳，便称之谓表阳证，共同特点是："脉浮，头项强痛而恶寒"，亦即太阳病。

白虎汤方证、大承气汤方证、泻心汤方证等方证，皆有发热、汗出、口渴、大便难、脉数等症，其病位在里，病性属热、实、阳，便称之谓里阳证，共同特点是"胃家实"，亦即阳明病。

小柴胡汤方证、黄芩汤方证、四逆散方证、奔豚汤方

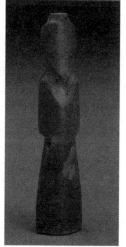

中医治病的奥秘——辨证论治

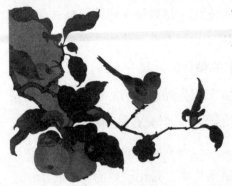

证等方证，皆有寒热往来、口苦咽干、胸胁苦满、目眩等症，其病位在半表半里，病性属热、实、阳，便称之谓半表半里阳证，共同特点是口苦、咽干、目眩，亦即少阳病。

麻黄附子甘草汤方证、白通汤方证、麻黄附子细辛汤方证等方证，皆有恶寒、无热、脉微细、但欲寐等症，其病位在表，病性属寒、虚、阴，便称之谓表阴证，共同特点是"脉微细，但欲寐"，亦即少阴病。

理中汤方证、附子理中汤方证、吴茱萸汤方证等方证，皆有自利不渴、腹满而吐、食不下等症，其病位在里，病性属寒、虚、阴，便称之谓里阴证，共同特点是"腹满而吐，食不下，自利益甚，时腹自痛"，亦即太阴病。

乌梅丸方证、柴胡桂枝干姜汤方证、半夏泻心汤方证、干姜黄芩黄连人参汤方证等方证，皆有口渴、气上撞心、心中疼热、饥而不欲食、四肢厥冷上热下寒等症，其病位在半表半里，病性属寒、虚、阴，便称之谓半表半里阴证，共同特点是"消渴，气上撞心，心中痛热，饥而不欲食，食则吐蛔，下之利不止"，亦即厥阴病。

这就是张仲景总结完成的方证和六经理论体系，也说明《神农本草经》和《汤液经法》时代已积累了许多前人的有效方药，孕育了经方方证和理论。

六经和八纲虽然是辨证的基础，但满足不了临床实际的应用。例如太阳病当发汗，但发汗的方药很多，是否任取一种发汗药即可用呢？答案当然是否定的。中医辨证不只是辨六经和八纲，还要再辨方药的适应证。太阳病须发汗，但发汗必须选用适应整体情况的方药。太阳病若出现头痛、发热、汗出、恶风者，则宜与桂枝汤；若出现头痛、发热、身痛、腰痛、骨节疼痛、恶风、无汗而喘者，则宜与麻黄汤；若出现无汗、恶风者，则宜与葛根汤；若出现脉浮紧、发热、恶寒、身疼痛、不汗出而烦躁者，则宜与大青龙汤等等。以上诸方虽均用太阳病的发汗法，但各有不同的适应证，用之不当反而有害。

辨方证是六经、八纲辨证的延续，治病有无疗效关键在于方证是否正确，后世及日本经方家常称之为"方证相应"或"方证对应"。是说方证相应，犹如百钧之弩，矢尖应的，一举贯革；如方证不相应，虽弓劲矢疾，去的弥远，因此，方证相应是临床治病取效的前提。经方家胡希恕先生把辨方证称之为"辨证的尖端"。

《伤寒杂病论》中的汤方辨证具有更准确的针对性，其创立的"汤方"辨证论治体系，有利于辨证与治疗的客观化。

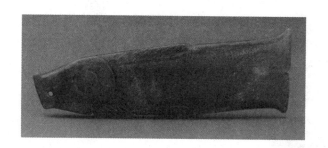

中医治病的奥秘——辨证论治

六、神奇的方剂配伍

中医用方药治病最初源自用药知识的积累，于是有《神农本草经》问世，又经众多方证的积累，再有《汤液经法》集成。经过几千年的积累，中医药的神奇疗效人所共知。方剂是在辨证立法的基础上，按照组方原则，选择适当剂量的药物配伍而成。方剂配伍的原则，是按各药在方中所起的作用，分为君、

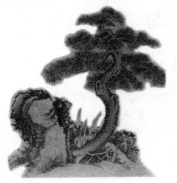

臣、佐、使四部分。传统的方剂配伍研究主要是采用"方论"的形式，即运用中医藏象、辨证、药性等理论，阐释方剂组成药物的君臣佐使关系及其作用原理。其中"君臣佐使"的组方原则将方剂中纷繁复杂的药物配伍关系以"君臣佐使"加以高度概括，言简意赅，内涵丰富。运用"君臣佐使"的组方原则有助于分析研究古今的有效成方，指导临床

新方的创制。如《素问·至真要大论》所说："主病之谓君，佐君之谓臣，应臣之谓使。""君"药，即主药或主治药，是针对主症或病因而起主要治疗作用的药物；"臣"药，即辅药或辅助药，是协助主药更好地发挥作用的药物；"佐"药，又叫兼制药，是指协助主药治疗兼症，或兼制主药以消除某些药物的毒性和烈性，或起反佐作用的药物；"使"药，又叫引药，是指引导各药，直达病所的引经药，或对各药起调和作用的药物。假如组方不合"君臣佐使"的法则，就叫做"有药无方"，便失去了方剂的本义。方剂配伍理论指导着方剂的临床运用，来自临床用方的新经验和发现，又不断丰富和发展着方剂学配伍理论。方剂的配伍理论是方剂学理论的精髓，也是方剂学科研究的重点内容之一。

中国医学史中运用方剂疗效如神的医家颇多，然而医圣张仲景的名字总是位列榜首。张仲景名机，南阳郡涅阳人，生于东汉桓帝元嘉、永兴年间，出身在没落的官僚家庭。其父亲张宗汉是个读书人，在朝廷做官。家庭的特殊条件，使他从小有机会接触到许多典籍。他笃实好学，博览群书，并且酷爱医学。他

传统中医理论

从史书上看到扁鹊望诊齐桓公的故事，对扁鹊高超的医术非常钦佩。"余每览越人人虢之诊，望齐侯之色，未尝不慨然叹其才秀也"。从此他对医学产生了浓厚的兴趣，这也为他后来成为一代名医奠定了基础。当时社会，政治黑暗，朝政腐败。农民起义此起彼伏，兵祸绵延，到处都是战乱，黎民百姓饱受战乱之灾，加上疫病流行，很多人死于非命，真是"生灵涂炭，横尸遍野"，惨不忍睹。而官府衙门不想办法解救，却在一味地争权夺势，发动战争，欺压百姓。这使张仲景从小就厌恶官场，轻视仕途，怜悯百姓，萌发了学医救民的愿望。张仲景从小嗜好医学，"博通群书，潜乐道术。"10岁时，他就已读了许多书，特别是有关医学的书。他的同乡何颙赏识他的才智，曾经对他说："君用思精而韵不高，后将为良医。"（《何颙别传》）后来，张仲景果真成了良医，被人称为"医中之圣，方中之祖"。

有一次，两个病人同时来找张仲景看病，都说头痛、发烧、咳嗽、鼻塞。经过询问，原来二人都淋了一场大雨。张仲景给他们切了脉，确诊为感冒，并给他们各开了剂量相同的麻黄汤，发汗解热。

第二天，一个病人的家属早早就跑来找张仲景，说病人服了药以后，出了一身大汗，但头痛得比昨天更厉害了。张仲景听后很纳闷，以为自己诊断出了差错，赶紧跑到另一个病人家里去探望。病人说服了药后出了一身汗，病好了一大半。张仲景更觉得奇怪，为什么同样的病，服相同的药，疗效却不一样呢？他仔细回忆昨天诊治时的情景，猛然想起在给第一个病人切脉时，病人手腕上有汗，脉也较弱，而第二个病人手腕上却无汗，他在诊断时忽略了这一差异。

病人本来就有汗，应为表虚，太阳中风证，再服下发汗的药，不就更加虚弱了吗？这样不但治不好病，反而会使病情加重。于是他立即改变治疗方法，解肌固表，调和营卫，给病人重新开方抓药，结果病人的病情很快便好转了。

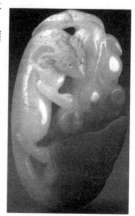

这件事给他留下了深刻的教训。同样是感冒，表症不同，治疗方法也不应相同，方剂配伍则完全不同。他认为各种治疗方法，需要医生根据实际情况运用，不能一成不变。以后，张仲景在总结自己治疗经验，著述《伤寒杂病

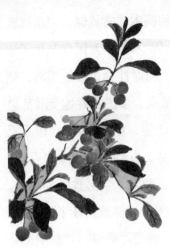

伦》时，将这个治法收入书中。

明代著名医学家张景岳，温补学派的代表人物（公元 1563—1640 年），又名张介宾，字会卿，别号通一子，明末会稽（今浙江绍兴）人。他为人善良，然而很少有人知道他还有一段急智解危的故事。

一户姓王的人家有个儿子，刚满 1 岁。一日，母亲随手拿一枚钉鞋的圆铁钉给儿子玩。小孩不知，误塞入口中，吞到喉间出不来。其母见状大惊，忙倒提小孩两足，欲倒出铁钉，哪知小孩反而鼻孔喷血，情况十分危急。孩子的父母连呼救命。恰好张景岳路过这里，他见状急命其母将小儿抱正，小儿"哇"地一声哭开了。景岳断定铁钉已入肠胃，小儿父母早吓得六神无主，连声哀求张景岳想想办法。

张景岳陷入沉思中，他记起《神农本草经》上有"铁畏朴硝"一句话，想出一个治疗方案。他取来活磁石一钱，朴硝二钱，研为细末，然后用熟猪油、蜂蜜调好，让小儿服下。不久，小儿解下一物，大如芋子，润滑无棱，药物护其表面，拨开一看，里面正包裹着误吞下的那枚铁钉。小儿父母感激不已，请教其中的奥秘。张景岳解释说：使用的芒硝、磁石、猪油、蜜糖四药，互有联系，缺一不可。芒硝若没有吸铁的磁石就不能附在铁钉上；磁石若没有泻下的芒硝就不能逐出铁钉。猪油与蜂蜜主要在润滑肠道，使铁钉易于排出——蜂蜜还是小儿喜欢吃的调味剂。以上四药同功合力，裹护铁钉从肠道中排出来。小儿父母听完这番话，若有所悟地说："有道理！难怪中医用药讲究配伍，原来各味药在方剂中各自起着重要作用！"

方剂配伍的科学性早已为数千年的临床实践所证明，辨证、立法、选方、用药是中医诊治疾病的具体思维过程，也是中医治疗学最大的特点。但是，在临床工作中，不少医者只强调辨证、立法、选方，对于用药缺乏周密的思考，忽略了古方原来配伍和剂量比例的原则，因此临床效果往往不理想。著名中医岳美中说："中医治病的巧处在分量上。用量的大小要因人因病而定，以适合

传统中医理论

病人的体质和病情为宜。"在中医方剂中，如果药物之间用量比例改变，它的主要作用也会随之改变，治疗对象就不同，方名也不同。如厚朴三物汤、厚朴大黄汤、小承气汤均由大黄、枳实、厚朴三味组成，但用量不同；主治和治疗的目的也不同；故方名也改变。还有的方剂，药量增减，只改变其效能，而不改变其组成。如桂枝汤原为调和营卫之方，若加重桂枝用量则变为桂枝加桂汤，功能即成温阳镇冲之剂。"用药如用兵"，只要周密地考虑药物之间配伍以及剂量比例，那么制方遣药，进退有法，转灵多变，用量独出心裁，方剂就成为有制之师。所以有人说："中医不传之秘在'量'上。"

随着现代科技大发展，运用现代实验方法则能将这种科学性客观地展现在人们面前，从而使方剂学的配伍原则不再是玄妙深奥、难以捉摸的理论。例如，吴茱萸汤与单味吴茱萸是止呕的主要药物，该方的镇吐及对胃运动的抑制作用主要来自吴茱萸，体现了君药针对主证起主要治疗作用这一方剂的组成原则；人参、大枣虽无明显止呕效应，却能增强全方的止呕作用，且大枣还能降低吴茱萸的毒性；四药同用，止呕作用最强而毒性最低，充分反映了该方配伍的合理性。四逆汤是回阳救逆的经典方，四逆汤证为厥逆、大汗、脉微细欲绝等，与休克的临床病状非常相似，故该方常作为目前临床抗休克的主要方剂之一。实验表明，四逆汤有明显的强心和升压作用，其中附子虽有一定的强心升压作用，但远较全方为差，且可导致异位心律；干姜对心血管系统未发现任何有意义的生理效应，并可使脉压增大，但无强心作用。而四逆汤全方的强心升压作用不仅明显优于个单味药，并能减慢窦性心律，避免单味附子所产生的异位心律失常，显示了臣药及佐药与君药之间通过相辅相成配伍而发挥的减毒增效作用。四物汤为补血的代表方，能够改善骨髓造血机能，有明显的抗贫血作用。四君子汤的抗贫血作用虽然较弱，但其与四物汤合方组成八珍汤时，则抗贫血作用显著增强，表明补气药可以增强补血药的补血功能，气血双补剂的抗贫血作用较单纯补血为优。这不仅说明以气血双补法治疗血虚证的合理性，而且也从一个侧面进一步证实了中医补气生血理论的科学性。将血府逐瘀汤分为总方、活血、行气三部分，观察各部分对实验性微循环障碍大鼠肠系膜微循环及动脉血压的影响，结果发现方中活血组能明显改善由高分子右旋糖酐造成的大鼠急性微循环障碍；行气组的作用不明显；二组合用（及总方）的作用最强，提示该方中活血药与行气药具有协同作用。行气药在活血化瘀之剂中具有重要的配伍意义，从而反映了中医学理论中"气为血帅""气行则血行"的科学性。

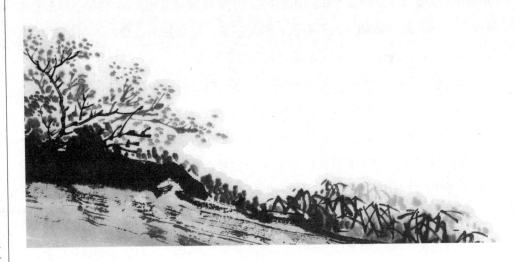

七、古老的中医外科手术

中医手术疗法历史悠久，源远流长，是中华各族人民长期与疾患作斗争的经验总结。在原始社会，人们在劳动和生活中因与野兽搏斗，和严寒酷暑抗争，创伤很多，就自发地运用野草、树叶、草药包扎伤口，拔去体内异物，压迫伤口止血等，形成外科最原始的治疗方法。以后发展到用砭石、石针刺开排脓治疗脓肿。这些原始的清创、止血、外用药和小手术就是外科的起源。

大约在公元前1324年左右，甲骨文上有：疾自（鼻病）、疾耳、疾齿、疾舌、疾足、疾止（指或趾）、疥等记载。《山海经·东山经》中说：高氏之山……其下多箴石。郭璞注说："可以为砥（砭）针治痈肿者。"当时砭针是切开排脓的工具，也是最早的外科手术器械。该书载有38种疾病，其中包括痈、疽、痹、瘿、痔、疥等，随着社会分工的出现，民间行医者擅长各异，因此出现了医学的分科。外科成为专科是在周代，《周礼·天官篇》把当时的医生分为疾医、疡医、食医和兽医四大类，其中疡医即是外科医生，主治肿疡、溃疡、金创和折疡。疡医下士八人；掌肿疡、溃疡之祝药，刮杀之齐（祝药即是敷药，刮是刮去脓血，杀是用腐蚀剂去恶肉或剪去恶肉，齐是疮面子复）。我国目前发现最早的一部医学文献《五十二病方》记载了感染、刨伤、冻疮、诸虫咬伤、痔漏、肿瘤、皮肤病等很多外科疾病，并在"牝痔"中记载了割治疗法，如"杀狗，取其脬（膀胱），以穿龠（竹管）人膻（直肠）中，吹之，引出，徐以刀剥去其巢，治黄芩而屡傅之。还有用地胆等药外敷牡痔"，用滑润的"铤"作为检查治疗漏管的探针等。可见，当时外科已有一定的治疗水平。

华佗生于我国东汉末年，距今有1700多年。作为秦汉时期—隋唐五代时期时期外科手术的代表人物，以其在麻

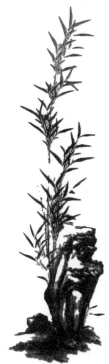

中医治病的奥秘——辨证论治

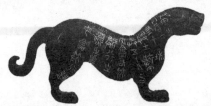

醉术与外科手术方面的杰出贡献，被历代医家尊之为外科鼻祖，闻名遐迩。《三国志·方技传》在记述华佗及其高超的外科手术技艺时指出："便饮其麻沸散，须臾便如醉死，无所知，因破取（腹腔肿物）。"后世对华佗的评价可以诗文为证："医者刳腹，实别开岐圣门庭，谁知狱吏庸才，致使遗书归一炬；士贵洁身，岂屑侍奸雄左右，独憾史臣曲笔，反将厌事谤千秋。"

华佗是沛国谯郡（现在安徽省亳县）人，他热爱医学，从小就钻研医术。他立志要做一名为人排忧解难的医生，曾经有人推荐他到官府做官，被他婉言拒绝了。他背起药箱，云游四方，为百姓们治病。由于他医术高明，很快成为当地家喻户晓的知名人物。

有一次在行路途中，华佗见一群人围在路旁。他走近一看，原来是一名车夫倒在地上。只见那车夫面色蜡黄，两脚蜷曲，双手捂住腹部，不住地发出难以忍受痛苦的呻吟声。华佗见状，立即放下药箱，蹲在地上为病人检查。过了一会儿，华佗转身对围观的人们说："他这是患了肠痈（阑尾炎），如果早些治疗，针灸就可以了。""难道他现在无望了？"周围的人急切地问。华佗笑着摇了摇头说："别急，别急，这点小病算不了什么。不过，我需要将他的肠子取出来治疗。"听说剖腹取肠，有的人吓得伸了伸舌头，还有的人倒吸了一口凉气。因为他们想象不出剖腹将有多么疼痛。华佗神态自若地取出一包药末，叫人取些酒来，给病人服下。不一会，病人安静下来，又过了一会，病人竟酣然大睡进入了梦乡。华佗让人把车夫抬到附近的一个房子里，用手术刀将车夫的肚皮划开，取出病人的肠子，切掉溃烂的那一段，缝合以后，敷上生肌的药膏。这一切工作完成以后，病人睡醒过来，睁开双眼，惊奇地发现自己的肚子不再疼了。当他得知刚才发生的一切时，感激地拉着华佗的手连声说道："您救了我的命，我真不知如何感谢您才好。您真是一位神仙呀！"旁人问华伦在手术前给病人吃了什么，使他在整个手术过程中没有疼痛的感觉。华佗笑着从箱里拿出一些粉末，说："就是它，叫做'麻沸散'。吃了它，任凭你做什么手术也不会感觉疼痛。"有个小伙子大声问道："是哪位神仙下凡送给您的？"华佗微笑着指指众人，又指指自己，说："说到神仙，那可多呢，这药末就是我根据乡亲们的提示，自己加以总结以后配制而成的。"几天以后，车夫的病完全好了，又和其他的人一样出现在大路上。华佗医术高明的消息不胫而走，"麻沸散"的神奇功效也随着华佗的名字传遍了千家万户。

其实，利用某些具有麻醉性能的药品作为麻醉剂，在华佗之前就有人使用。不过，他们或者将其用于战争，或者用于暗杀，没有人想到可以用于手术治病。华佗总结了这方面的经验，又观察了人醉酒时的沉睡状态，发明了酒服麻沸散的麻醉术，正式用于医学，从而大大提高了外科手术的技术和疗效，并扩大了手术治疗的范围。据日本外科学家华冈青州的考证，麻沸散的组成是曼陀罗花1升，生草乌、全当归、香白芷、川芎各4钱，炒南星1钱。而医学上现代采用的麻醉药剂，仅仅有一百多年的历史。很早以前，欧洲人做手术，用的是放血的方法使病人休克，然后再进行手术。这种方法非常危险，血放多了，病人就永远醒不过来。即使不发生危险，病人也会因手术前大量失血而身体极度虚弱，很难恢复健康。1842 年，法国人黑克曼开始用二氧化碳作麻药，但这只能用在动物身上，而不能用于人体。两年后，美国人柯尔顿用一氧化二氮做麻药，效果也不太好。直到 1848 年美国人莫尔顿才开始用乙醚做麻药，今天西医还在使用这种药物。我国神医华佗使用麻沸散为病人做手术，至少比西方早 1600 年左右。但可惜此方失传，幸有史书记载了这一奇迹。我国历史文献《后汉书》中记载："若疾病发结于内，针药所不能及者，乃令先以酒服麻沸散，即醉无所觉，因刳破腹背，抽割积聚。"可见，麻沸散的发明和使用，不能不说是世界医学史上的一个奇迹。

自从有了麻醉法，华佗的外科手术技艺更加高明，治好的病人也更多。他治病碰到那些用针灸、汤药不能治愈的腹疾病，就叫病人先用酒冲服麻沸散，等到病人麻醉后再施以外科手术，剖破腹背，割掉发病的部位。如果病在肠胃，就割开洗涤，然后加以缝合，敷上药膏。四五天伤口愈合，一个月左右病就全好。华佗

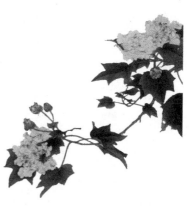

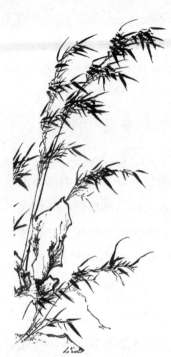

在当时已能做肿瘤摘除和胃肠缝合一类的外科手术。一次，有个推车的病人，曲着脚，大喊肚子痛。不久，气息微弱，喊痛的声音也渐渐小了。华佗切他的脉，按他的肚子，断定病人患的是肠痈。因病势凶险，华佗立即给病人用酒冲服"麻沸散"，待麻醉后，又给他开了刀。这个病人经过治疗，一个月左右病就好了。明代陈嘉谟的《本草蒙筌》引用《历代名医图赞》中的一诗作了概括："魏有华佗，设立疮科，剔骨疗疾，神效良多。"可见，后世尊华佗为"外科鼻祖"，是名副其实的。

可是，外科手术的方法并非建立在"尊儒"的文化基础上的中医学的主流治法，而是在儒家的"身体发肤，受之父母"的主张之下。但是，很遗憾，外科手术在中医学中并没有大规模地发展起来。

八、事半功倍的心理疗法

祖国医学在《内经》时代就建立了以自然哲学为基础的生物—心理—社会—自然医学模式，重视心理即情志在保持健康和疾病中的致病作用。其后，历代实践既多，心理治疗的理论和方法又不断有所发展，逐步形成了中医独特的心身疾病观和一整套心理疗法。《内经》云："怒伤肝，悲胜怒""喜伤心，恐胜喜""思伤脾，怒胜思""恐伤肾，思胜恐"等，七情（喜、怒、忧、思、悲、恐、惊）致病，单靠药物治疗是远远不够的，心病还需心药医，中医历来重视心理纠正，有以情易情的治疗方法，兹举例说明之。

明代李时珍为了修订《本草纲目》，到处去采药问方。这一天他路过一座府城，见城门口围着一堆人，在看一份告示。那告示说，本府知府得个怪病：通身不痛不痒，不烧不冷，却整天不思饮食茶水。如有高明郎中能妙手除病，愿谢纹银百两。李时珍想，我多年行医，各种病证也诊过不少，不知这病是何症；如果诊好了，将来修《本草》也会给后人多留一条验方。心动手伸，一下子把告示扯了，看告示的人见他风尘仆仆，衣裳破旧，都说："你这过路郎中吃了豹子胆！府城的郎中都没有诊好，你诊得好？莫让屁股开花啊！"知府的家人心里也看不起李时珍，但见告示已经被扯了，只好把他带回府衙。老爷已经病得骨瘦如柴。李时珍见了二话不说，先把知府的两只手脉一拿，心里有底，才对他说："你这病本不是什么大病，只是那些郎中乱用人参鹿茸给耽误了。"我得的什么病你快说，说对了有重赏！"李时珍说："老爷的病是经血不调，只要吃了我的药包好不误。""什么？什么？"知府怀疑自己没有听清楚，连忙追问。

李时珍对知府又重说了一遍："老爷这个病是妇人之症，每月经潮不定，只要吃我几包药管保药到病除。""胡说！"知府眼睛瞪得比牛眼睛还大，"你是哪处刁民，敢假充郎中来蒙哄本官？快实招免打。"李时珍不在意地一

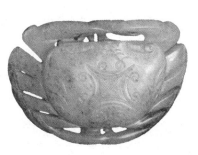

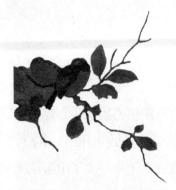

笑，对知府说："我说的句句是实话，你要不信，只怕病就好不了。"知府见李时珍还敢反驳，气得半死，他手拍床桄喊人："来人啊！把这个刁民给我打出去！"家丁一拥而进，把李时珍连打带揉地赶出大门。李时珍回头对知府说："不要打，过些时日，我还是要来讨诊病钱的。"赶走了李时珍，知府越想越好笑。他想，我的病看过的郎中不少，他们虽说本领不大，也没有一个像这过路郎中那样疯癫的，把个男人当成女人诊，这真是世上有五谷杂粮，人有千奇百怪。每天，他想起这件事就要大笑一阵，说也怪，往日他不感到饿，笑过以后就晓得饿了，想吃东西。开头只想吃粥，过两天就想吃饭了。一天、两天、十天半月……饭量越来越大，身体也越来越健壮，不用再找郎中看病吃药，病就好了。

一天，知府正在后花园喝酒赏花。家人进来说李时珍又来了，口口声声要讨上次看病的钱。知府听说上次那个疯疯癫癫的过路郎中又来了，有心要戏弄他，就叫把他带上来。李时珍刚进知府喝酒的花亭，知府就问："莫不是你又扯了告示来给我看病？"李时珍说："你的病上次我诊好了，这次是来讨诊病钱的。"知府一听，咦！这个过路的郎中还想讹我的钱，真是老鼠捋猫胡须，想找死！他把手里的酒杯朝桌上用力一砸，拍着桌子对李时珍说："你哪给我看过病？莫不是讹老爷的钱不成？"李时珍说："我看病向来是按病收钱，贫寒人家无钱也诊，还要送他的药，哪里谈得上讹老爷您？""不是讹钱，你没有看病，没有给药，为啥跑到我府衙来要钱？"李时珍说："我没有看病，你的病是怎样好的？"知府得意地说："上次你胡说老爷是经血不调，男人得了妇人病，我想起你说的话就想笑，病就慢慢好了。"

李时珍说："你的病还是我诊好的，钱还是赖不脱的。"知府见李时珍说他赖账，气得眼珠翻白。"你说老爷的病是你诊好的，你说出病证我听听，说对了症就算了，要是瞎说，老爷就办你强嘴胡说、欺骗官府之罪。"李时珍说："实言相告，你得的是气闷在胸、五焦不通的阴郁惆怅之症。""那你为什么要说我得的是经血不调的病呢？"李时珍一笑，说："你这病只有用笑才诊得好。

一笑百病除。自能散气顺心，通脉活血，疏郁愁为畅意，要是我直说病证，你就笑不起来，病也诊不好。我故意说你男人得了妇人病，你会觉得荒唐，想起来要笑，病才好得了。"知府听李时珍说得有枝有叶，入情入理，他才醒转过来，知道李时珍是医道高明的医圣，恭恭敬敬地把李时珍送出了大门。

李时珍出名后，求医者甚多。有的病人已经请别的医生看过，但不见效，还要请他再看看。有一回，李时珍路过某镇，镇上一位财主拿出前几天一个郎中开的药方说："我吃了这药一点儿也不见效。"李时珍一看，药方上开的"四君子汤"，共是四味中药：人参、白术、茯苓、甘草。李时珍给财主一按脉，病人气虚，服"四君子汤"没错。他摊开纸笔，略思片刻，替财主另外开了一张药方，也是四味中药：鬼益、杨木包、松腴、国老。李时珍让病人按药方连服半月。财主见这四味药自己从未服过，心中高兴，连服十五天，果然药到病除。财主登门向李时珍道谢："还是您的药方灵呀！"李时珍笑道："我给你开的药也是四君子汤：人参的别称叫鬼益，杨木包也就是白术，松腴正是茯苓，国老和甘草本是同一味药啊！"财主听罢，半天没回过神来。李时珍了解病人轻医的心理，故作玄虚用了中药别名开方，以解除其心理顾虑，果然奏效。

清代著名医家程钟龄临证经验丰富，别人久治不愈的疾病，经他治疗常能奇迹般地康复，名噪一时。话说有一富翁，身患足痿，欲行必以手持物方可缓慢移步，服过许多药皆无效。他久慕程钟龄的大名，让人抬了去求治。程钟龄见他六脉调和，得知病人遍服中药无效，断定这是心病，非药物所能治，决定施计治疗。

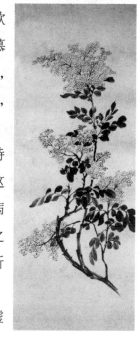

程钟龄预先在病人住的房间里摆上许多古玩，并特意在病人坐凳旁放置了一个瓷瓶。他向病人介绍说："这是我的古董收藏室，所藏之物皆属珍品。"他一一告诉病人它们的价值。最后，他指着瓷瓶说："这是我的传世之宝，十分稀罕，千金难求。"实际上，包括瓷瓶在内的所有东西都是赝品，只是病人外行，被蒙在鼓里罢了。

病人在屋里闷坐了两天，见程钟龄既不处方，也不嘘

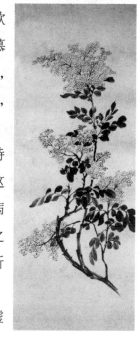

中医治病的奥秘——辨证论治

寒问暖，甚至回避见他，憋得心慌。第三天，他决定出去走走。因离开重物难以迈步，他只好就近抱着瓷瓶小心翼翼地起身。

岂知程钟龄在旁边窥视已久，待病人举步欲走时，程钟龄突然出现，猛喝道："你好大的胆！竟敢偷走我家的宝瓶！"病人一惊，手一软，瓷瓶从手中滑落到地上，摔得粉碎。这下病人大惊失色，垂手痴立在那里。程钟龄见病人不靠支持物已能站立，心里十分高兴，暗自思忖：这病已去几分，应该趁热打铁。于是，他上前握住病人的手说："你别害怕，跟我来！"那人竟跟在程钟龄身后走出屋外，他举步平稳，行走如常，多年顽疾一下子就治好了。

程钟龄这才告诉病人，他摔碎的东西并不是什么稀世之宝，是为了解除心理上压力、转移注意力而设的计谋。病人恍然大悟，连声赞扬程钟龄的高明医术。

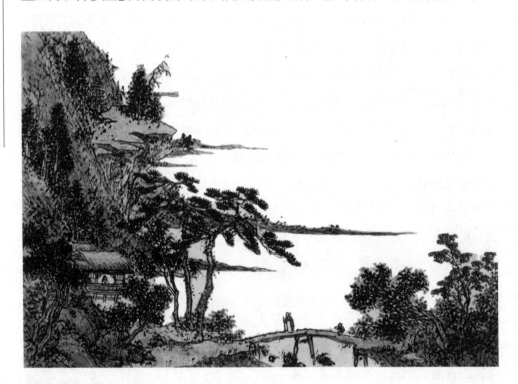

九、经络施治的针灸辨治

　　针灸的起源说起来也许很简单，实际上却是经过了几千年，甚至几万年的演变与发展而形成的。在衣不蔽体的原始社会，人们不断地与疾病进行斗争。当人们感到身体不适或有外伤时，用手或其他工具按压身体的某一部位，疾病或许有所缓解。随着经验的积累，人们逐渐发现用一种叫做"砭石"的石头按压效果较好，砭石也就成为最原始的针具，按压的部位也就逐渐变成了我们现在所说的"穴位"。后来人们又发现不同的穴位有各自的功效，例如沿手臂内侧有十几个穴位都能治疗肺部的疾病，把这些穴位连成一条线，也就成为现在的"经络"。经络有点像现代医学的神经，错综复杂，但与神经完全是两码事。人体的经络包括十二正经与奇经八脉。十二正经与中医学的五脏六腑相连，并以五脏六腑命名，环绕周身，首尾相连。奇经八脉包括任脉、督脉等。十二正经与任、督二脉上有很多穴位，其他经脉上没有穴位，但它们对人体气血正常运行、抵抗外邪均有重要的作用。当脏腑等内在组织的机能发生异常时，在与其相关的腧穴部位上，便会发生相应的征象。如果针刺这些相关的穴位，便会产生酸、麻、胀、热等感觉。而这些感觉便通过经络循行的路线传导至病变部位，从而达到治病的目的。

　　经络到底是什么？即使用现代最先进的仪器也无法检测出来。尽管通过人体解剖根本无法发现它的存在，但它的存在则是不可置疑的事实。这不仅从几千年的医疗实践得到了验证，而且我国学者运用现代生物物理方法所测出的人体经络分布也与古人绘出的人体经络图完全一致。中国古代先哲绘出人体经络图这一事实就是对现代科学的挑战，说明客观存在并不都是肉眼或借助显微镜可见的。而在几千年前能够发现和认识这种肉眼不可见的客观存在，

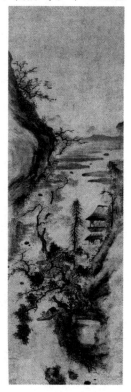

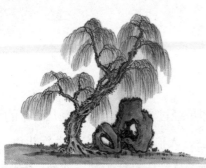

并能建立经得起实践检验和指导临床实践的理论体系，其超前性也是不言而喻的。

针灸是针法和灸法的合称。针灸医学最早见于二千年多前的《黄帝内经》一书。《黄帝内经》说"藏寒生满病，其治宜灸"，便是指灸术，其中详细描述了九针的形制，并大量记述了针灸的理论与技术。两千多年来针灸疗法一直在中国流行，并传遍了全世界。针法是把毫针按一定穴位进行针刺、叩击、放血等操作，来达到治疗疾病的目的。灸法是把燃烧着的艾绒按一定穴位熏灼皮肤，利用热的刺激来治疗疾病。针灸是中国古代常用的治疗各种疾病的手法之一，如今人们生活中也经常用到，是一种中国特有的治疗疾病的手段。它是一种"从外治内"的治疗方法。是通过经络、腧穴的作用，以及应用一定的手法，来治疗全身疾病的。在临床上按中医的诊疗方法诊断出病因，找出疾病的关键，辨别疾病的性质，确定病变属于哪一经脉、哪一脏腑，辨明它是属于表里、寒热、虚实中哪一类型，进而做出诊断。然后进行相应的配穴处方，进行治疗。以通经脉，调气血，使阴阳归于相对平衡，使脏腑功能趋于调和，从而达到防治疾病的目的。千百年来，对保卫健康，繁衍民族，有着卓越的贡献，直到现在，仍然担当着这个任务，为广大群众所信仰。

针灸治病，必须辨证论治，即根据脏腑经络学说及四诊入纲的理论，将临床上各种不同的病候进行分析、归纳，以明确病位（在经、在络、在脏、在腑、在表、在里）、病性（阴、阳、寒、热、虚、实），再依病因病机找出标本、缓急，这个过程就是辨证的过程；然后，根据辨证，进行相应的立法、处方，再依方取穴，依法施术，以通其经脉，调其气血，平其阴阳，和其脏腑，达到"阴平阳秘，精神乃治"的目的。

狄仁杰爱好医术，特别擅长针灸。据说显庆年间，他应皇帝征召入关，经过华州街市北面时，看到很多人在围观。狄仁杰拉住马远远望去，看到一块高大的牌子，上面写着八个大字："能疗此儿，酬绢千匹。"狄仁杰下了车，走上前去观看。原来是个年纪约十四五岁的富家少年躺在招牌下面。孩子的鼻子下

传统中医理论

140

面生了个肿瘤，有拳头那么大，根部连着鼻子，像筷子那么细。一旦碰到，病人就感到刺骨的疼痛。因为肿瘤大，两只眼睛也被往下拉拽，病人两眼翻白。孩子的病情十分危急，气息奄奄。狄仁杰看了很心痛，于是说："我能给他治疗。"孩子的父母立即叩头请求他医治，并叫人拉来车子，把一千匹绢放在狄仁杰旁边。狄仁杰叫人把孩子扶起来，用针在他的脑后扎进去一寸左右，便问孩子："你的瘤子上有感觉吗？"病孩点点头。狄仁杰马上把针拔出来，刹那间肿瘤竟从鼻上掉落下来，孩子的两眼也顿时恢复了正常，病痛全部消失。孩子的父母边哭边磕头，一定要把一千匹绢送给狄仁杰。狄仁杰笑着说："我是可怜你儿子性命危在旦夕，这是急病人之急。我不过是为病人解除痛苦罢了，我不是靠行医吃饭的。"说完，狄仁杰径自离开了。

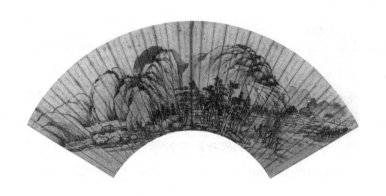

十、辨证论治量化问题的讨论

辨证论治是中医学区别于现代医学及其他传统医学的一大特色，"证"是中医辨证的基础，也是中医的精华所在，是辨证论治的起点和核心，进行中医

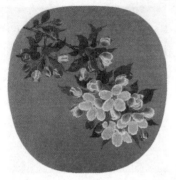

现代化研究，势必要触及"证"的本质研究。中医证候的本质是什么？如何使中医证候客观化？中医证候的标准规范成为影响中医学发展与创新的重大科学问题。

围绕临床辨证方法学的探讨，我国广大中医和中西医结合学者做了大量的工作，从对病、证、症这些概念的探讨、中医系列规范的制订、四诊客观化研究、证本质的研究、证的标准化研究、证的定量化研究、证的动物模型研制和数学模型及专家系统设计等多个层次广泛展开，并在各个领域均取得了成果。古人云"有诸与内，必形于外"，证候作为疾病的外在表现，必然有其客观的内在病理基础，如果我们能借助现代科学的手段和方法，包括先进诊断设备所获取的资料来丰富中医传统辨证的内容，那么新建的证候诊断模式将赋予传统中医临床辨证以新的生命力。这一研究成果将对继承和发展中医学基本理论，提高中医临床辨证论治水平、推进中医药现代化进程和充实完善中医药学教材都有着深远的历史意义。目前，人体证候从定性到定量的系统研究及科学评价系统尚待建立；证候生物学基础及辨证的方法学尚待系统完善；中医"四诊"的量化、信息化、智能化及其综合采集分析系统尚未建立；中医以辨证论治为主体的个体化诊疗体系的系统研究及评价方法有待建立。

近年来，众多专家学者试图从中医学的各项科研中，探索出关于证候的特异性较强的、简明客观的诊断指标，运用数理统计诊断技术、泛系理论的量化原理、临床流行病学方法、模糊数学方法、模糊综合评价法、症状赋权法或诊断信息评价分析，结合计算机数据库管理技术的方法，引入按症状积分值对证进行判断的方法进行计量诊断。事实上，中医学是不自觉地运用模糊理论和方

法在临床上取得成功的典范，因此进行"模糊量化"可在更高的意义上抓住事物（证候）的本质特征，可以把事物（证候）放在普遍联系和发展中进行整体性观察，然后再进行高度概括分析和控制。中医能综合而全面地把握人体整体以及对环境的关系，把握综合功能状态的特征及其变化是模糊的，中医证的量化相当复杂和艰难。

中医对于"病证"及"证"的认识，是直观和感性的，与西医有着本质的不同。缺乏定量化的指标，临床上往往因为医生经验的不同辨证也有所差异，科研中也因遵循辨证标准的不同而出现不同的结果，这在很大程度上阻碍了中医药研究的发展，因而建立统一、客观的中医证候诊断标准便成为目前中医药研究工作的重点目标。

由于辨证是由外揣内，在具体应用上受到医患双方主观因素的影响，因此难以将其客观化和量化。借助四诊所获得的信息，用量表依靠经验进行评分，亦只是半定量，故而必须通过研究"证"的内涵，以期获得可以量化的信息。

脏腑辨证是各种辨证方法的中心，对脏腑辨证进行规范化、标准化、量化的研究，不仅可为制订其他各种辨证方法的辨证标准奠定基础，而且可为中医脏象理论等的深入研究提供了必要的条件。近二十年以来，我国从文献、临床及实验诸方面，对脏腑辨证进行了较多的研究，并取得了可喜的成果。主要为：根据中医文献及临床资料，明确病、证、症的关系，制订某些证的诊断标准，使辨证达到规范化，并将现代医学的实验指征结合到证的研究标准之中；由传统的对临床病人的研究，发展为结合证的动物模型，通过动物模型的研究来与人的辨证研究对照，并结合临床流行病学研究，在脏腑病证的规范化、标准化方面进行了一定探讨。《中医证候鉴别诊断学》（赵金铎主编，人民卫生出版社1987年）收录311个证，《中医证候辨治轨范》（冷方南主编，人民卫生出版社1989年）收录308个证，《中医病名诊断规范初稿》（欧阳□等，湖南省中医研究院印1987年）收录432个证。由国家中医药管理局医政司组织专家起草、国家技术监督局

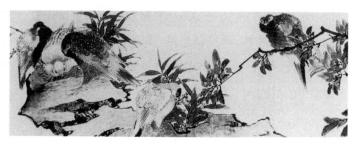

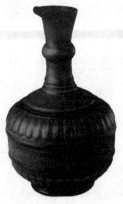

发布的中华人民共和国国家标准"中医临床诊疗术语"（包括疾病部分、证候部分、治法部分），对于建立统一、科学的中医临床诊疗术语标准起到了积极意义。

现代医学检测手段（影像学诊断、病理学诊断、基因诊断等）的运用，对于揭示疾病的本质发挥着巨大的作用，此时各种现代医学的理化检查结果也悄然被人们纳入"辨证"的范围，使传统的宏观辨证开始进入微观，辨证论治也有了"宏观辨证"和"微观辨证"双重含义。微观辨证，是将各项检查指标赋予一定的中医辨证内涵，将现代医学的辩病指标转化为具有中医特色的辨证指标。它是一种顺应科学技术进步，利用现代诊断技术为中医辨证提供客观指标的方法。借鉴现代科学的信息来认识中医的病因、生理和病理，分析中医证的本质和变化规律，可为制订证的客观化、定量化标准提供素材和依据。长期以来，学者们在运用现代科学理论和方法研究中医证本质和客观化方面作了大量的工作，对"证"的现代病理学基础已经有所认识。

微观辨证主要是从八纲辨证、脏腑辨证、六经辨证、气血津液辨证及卫气营血辨证着手研究，重点在于脏腑辨证（主要是肾、脾，其次是心、肝）与气血辨证，在阐明证的病理生理基础方面做了很多工作。如：从异病同证、同病异证入手，国内探讨了五脏之证、气血之证、阴阳虚实证等的本质，取得了很大的成绩。如肺脏（肺主气）：肺本质与呼吸系统功能，主要从肺系疾病研究；实验指征涉及有免疫学、血气分析、肺功能等。脾脏（脾主运化、主肌肉）：如脾主运化与消化系统功能，主要涉及消化系统、免疫系统、植物神经系统、血液与内分泌等多系统的功能异常等。

将四诊信息量化，将使中医学证候现代化、规范化，若是把大量的具有正反两方面意义的信息加以整合，使用现代的计量研究方法如半定量方法、多元分析方法、模糊数学方法、临床科研设计、衡量与评价（DME）、粗糙集理论等引入到证候的诊断中，开拓新思路，以临床实践为基础，开展多学科、多层次、多途径的综合性研究，必会使中医病证诊断与疗效评定客观化，推动中医药发展，达到走向世界的目的。

医疗保健与传统节日

中国的传统节日是以农历为纪年方式的,按照一年四季周而复始,循环出现。每个节日都在不同的节气,富有不同的民俗,代表了不同的意义,每个节日中的传统民俗也都具有一定的医疗保健作用。了解传统节日,继承传统文化,掌握其中的医疗保健元素,才能够让我们真正做到快乐过节,健康过节。

一、春节的饮食与保健

(一) 春节的来历

爆竹声中一岁除,春风送暖入屠苏。

千门万户曈曈日,总把新桃换旧符。

宋代大诗人王安石用他的一首 《元日》,描绘了我国古代春节的景象。春节,是我国最盛大、最隆重的传统节日。春节不仅仅指年三十那一天,而是从除夕开始,到正月初七结束。还有不少地方会到正月十五才算结束春节。

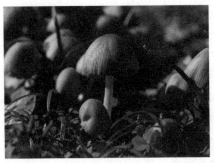

春节古时并不是指岁首,而是指立春之节。立春是二十四节气中的第一个节气,是迎春的节日,对于古时的人们来说,春天是充满勃勃生机的节气,俗话说: "一年之计在于春。"可见人们对于春天的殷殷期待。立春在中华传统中是一个非常重要的节日,古代帝王都会在立春前三天开始准备祭祀活动以表达对天时的尊重。立春是一年四季循环的开端,而岁首是新的年度周期的开始。岁首在几千年前被称为新正、新岁、元日、正旦等等,而民间则习惯称之为年或者大年。由于立春和岁首在同一时段之内,所以人们经常都是在庆贺岁首的同时喜迎新春,慢慢地随着自然时序与民俗时序相互的融合,这两个节日合并为了一个重要的节日。辛亥革命以后,打破了王朝纪年,推行了西历,使用公元纪年,但仍继续保留农历纪年法,农历与公历并行,将公历 1 月 1 日定为元旦,农历正月初一的岁首改名为"春节"。

春节是我们生活中最重要的节日,是全家老少团聚的节日,也就成为最繁忙的节日。春节的活动是非常丰富的,包括忙年、迎年、拜年、祭祖等。为了我们的身体健康,接下来,就从几个方面谈谈春节的医疗保健。

传统中医理论

（二）春节饮食多注意

1. 春节的饮

从传统习惯来说，一进腊月，许多敏感的人就开始嗅到那浓厚的年味儿了，一直到正月十五或者二月二，人们都沉浸在过年的喜悦之中。这阵子，吃喝应酬就开始多了起来，成年人喝得最多的饮品就是酒。每年就数过年这阵子喝酒最多、最频繁。

在我国古代，酒曾被视作一种药物，除了作为饮用品外，其最大的作用就是用来治疗疾病。

酒是用谷类和酒曲酿造而成，其气浓烈而质清，味甘辛而性热，无毒。具有温通血脉、益脾暖胃、开结化瘀、利筋骨、舒关节、润皮肤、去寒湿等功效，班固在《前汉书·食货志》中就称酒为"百药之长"。

"无酒不欢"，酒有助兴作用，相信这是酒受欢迎的原因。事物都有两面性，酒也一样。酒精对人脑有兴奋和麻痹的作用，少量的酒精确实能令人开心，还可扩张血管、促进血液循环。相反，大量的酒精会导致酒精性肝硬化，增加心脏的负担，人的理性控制能力在酒精的作用下也会降低。"

《黄帝内经》中有言："上古之人，其知道者，法于阴阳，和于术数，食饮有节，起居有常，不妄作劳，故能形与神俱，而尽终其天年，度百岁而去。今时之人不然也，以酒为浆，以妄为常，醉以入房，欲竭其精，以耗散其真，不知持满，不事御神，务快其心，逆于生乐，起居无节，故半百而衰。"其所示大意就是：酒只能适量饮用，不能当成汤浆一样大量食饮。

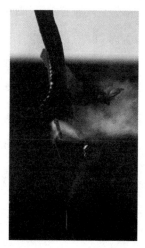

健康饮酒，也有一些需要知道的小常识：首先，酒还是喝热一点的比较好，老年人都习惯把酒温一下再喝，是因为酒加温后饮用不但芳香适口，还可挥发掉醛类有害物质，减少有害成分。其次，空腹时尽量不要饮酒，饮酒同时进食的话，酒精就会受胃酸的干扰，吸收

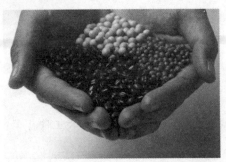

缓慢，不易醉。也不要多种酒混合饮，因为各种酒成分、含量不同，互相混杂会起变化。再次，酒后不宜洗澡，因为酒后体内的葡萄糖在洗澡时会被体力活动消耗掉，引起血糖含量减少，体温急剧下降，对健康不利。

古时候，医生看病，常用酒来治疗疾病，古时"醫"字从酉（酒），即说明了酒与医药的密切关系。随着社会科学的进步和医药知识的不断丰富，人们逐渐认识到酒不仅本身可以治病，酒也是一种良好的有机溶剂，与中药相互配合，可以起到更好的治疗作用，于是产生了药酒。而将药酒作春节宴会用酒已经成为了一种流行趋势。需要提醒大家的是，某些药物成分可能跟食物成分发生矛盾，或起化学变化，所以一定要谨慎使用。

无论路途遥远、车船劳顿，回家吃顿团圆的年夜饭是春节中最重要的事情了，所以年夜饭基本上都是美酒佳肴，豪饮畅谈，一顿饭持续三四个小时还下不了桌，一直喝到半夜。可是很多人都不知道，睡前饮酒主要有两大弊端：一是对中枢神经有害，直接破坏神经系统的兴奋与抑制的平衡，使大脑难以达到真正平衡的目的；二是酒进入人体内要靠肝脏解毒，夜晚入睡后，代谢缓慢，肝的解酒功能也随着减弱，有害物质容易积存在肝脏，故对健康有害。

过年期间，人们大多要走亲访友，互相宴请，不少人一日三餐都少不了酒，基本上大家都知道酒喝多了对身体有害的这个常识—— 一个体重70公斤的人，每小时肝脏最多能分解15毫升白酒，如果一日喝三次，就会超过肝脏和大脑能够承受的范围，有损健康。

年夜饭喝酒是必不可少的，可是喝酒的时候希望大家要选择适合自己的酒类，抗酒精能力强的人适合喝白酒，消化能力强的人适合喝啤酒。喝酒时如果适当喝些汤类，则有助于中和酒精、降低酒精度的积存，并助于排泄。酒后也可喝些果汁等饮品，或喝些有助于排热的食物，如绿豆汤等。

酒喝多了很难受，醉酒会给人带来很多对健康不利的因素。喝酒有窍门，当然解酒也有一些窍门。从中医的角度上讲，酒的状态为水，性质为火，酒还会入肝使人烦躁，所以中医解酒就以利尿和清热为目的，采取的方法则为去水和发汗。西瓜、柠檬水、苏打水、绿豆汤都有解毒利尿的作用，适合酒后饮用。喝醋也可以，因为醋可缓解酒后烦躁。夏桑菊水也不错，因为它有降血压、清肝火的功能。有的人还有酒后吃糖醋萝卜的习惯，它一样有利尿、清热的作用。做法是将白萝卜切丝，拌入少许糖和醋，等水分渗出后食用。葛花也是中医常用的解酒药，可在酒后泡水喝。八角、桂皮有发汗作用，人们喜欢在火锅中加入这两种香料，因为他们知道当吃到汗流浃背时再喝酒便不易醉。以下八种食物从性质上来看，都可在酒后食用，作为解酒的辅助食品：

蜂蜜：蜂蜜中含有一种特殊的成分，可以促进酒精的分解吸收，减轻头痛症状，尤其是红酒引起的头痛。　　葡萄：葡萄中含有丰富的酒石酸，能与酒中的乙醇相互作用形成酯类物质，达到解酒目的。如果在饮酒前吃，还能预防醉酒。

西瓜：西瓜可以清热去火，能使酒精快速随尿液排出。

柚子：实验发现，用柚肉蘸白糖吃，对消除酒后口腔中的气味有很好的效果。

芹菜：芹菜中含有丰富的 B 族维生素，能分解酒精。

酸奶：酸奶能保护胃黏膜、延缓酒精吸收，而且钙含量丰富，对缓解酒后烦躁特别有效。

香蕉：酒后吃一些香蕉，能增加血糖浓度，降低酒精在血液中的比例，达到解酒目的。同时，还能消除心悸、胸闷等症状。

橄榄：橄榄自古以来就是醒酒、清胃热、促食欲的"良药"，既可直接食用，也可加冰糖炖服。

成年人爱喝酒，小孩爱喝各种饮料，其中主要以碳酸类饮料和果蔬类饮料为主。碳酸类饮料除了含有让人清爽、刺激的二氧化碳气体外，里边的甜味也是吸引人们饮用的重要原因，这种浓浓的甜味儿来自甜味剂，这充分地表明碳酸饮料里含有大量的糖分。这些糖被我们吸收后，会产生大量的热量，引起肥胖，严重的甚至会给肾脏带来很大的负担，

医疗保健与传统节日

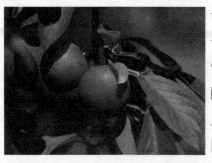

也是引起糖尿病的隐患之一。如果仔细注意一下各种饮料的配料，就不难发现，大多数饮料都含有磷酸，尤其是碳酸饮料。这种磷酸会潜移默化地影响我们的骨骼，大量的摄入会影响钙的吸收，引起我们身体的钙、磷比例失调。有资料显示，经常喝大量饮料、尤其是喝碳酸类含磷多的饮料的青少年发生骨折的危险是其他青少年的三倍。很显然，除了对青少年的影响外，长期大量饮用碳酸饮料对中老年人同样不好，会造成骨质疏松。

2. 春节的食

俗话说："过个大年，忙乱半年。"这话虽然有些夸张，但年前我们确实很忙，所谓"忙年"：

二十三，糖瓜粘；

二十四，扫房日；

二十五，做豆腐；

二十六，割年肉；

二十七，杀只鸡；

二十八，白面发；

二十九，满香斗；

年三十儿，包饺子。

春节吃年夜饭可谓全家的头等大事，清代顾禄《清嘉录》卷十二："除夕夜，家庭举宴，长幼咸集，多作吉祥语，名曰'年夜饭'。俗称'合家欢'。"这么费心准备的这桌盛宴，真是山珍海味，煎炒烹炸，无奇不有。这些美味却会直接导致我们摄取过高的热量，恰恰冬天又是一个容易上火的季节。"上火"是个中医名词，是人体阴阳失衡后出现的内热症，如果出现咽喉干痛、两眼红赤、鼻腔热烘、口干舌痛以及烂嘴角、流鼻血、牙痛等症状，中医就认为是"上火"。当务之急就是要采取种种天然的方法，以润"灭火"。建议准备春节美味，应该少油、少盐、少量、多蔬菜，过年更要注意饮食的科学性。

油要少用

以前过年是改善生活的时候，一年了，都没有好好吃上一顿，所以一到过年就不喜欢吃蔬菜，因为觉得不够丰盛，认为过年就应该大鱼大肉。老一辈的人们做年夜饭的时候都喜欢做红烧狮子头、全鱼、烧肉、炖鸡等等，也是图个好彩头。春节恰逢冬季，人们穿衣多、住房暖、活动少，如果饮食所含热量偏高，体内容易积热，故春节也会经常出现肺火显盛的现象。表现症状：咽干疼痛、咳嗽胸痛、干咳无痰或痰少而黏、口鼻干燥、潮热盗汗、手足心热、失眠、舌红。中医认为肺主皮毛，不妨适当吃一点属性偏凉的食物，如白萝卜、白木耳、大白菜、芹菜、菠菜、冬笋、香蕉、梨、苹果、百合、杨桃、枇杷，同时多饮水，少吃肉类及巧克力等热量高的食品。同时一定要少用油炸、油煎、红烧或炖等烹调方式，多水煮、凉拌、烤或清蒸，这样能够降低热量的摄取，更可减少食物的油腻感和重口味。如肺热郁闭，可在医生指导下服用通宣理肺丸、麻杏石甘草汤；阴虚肺热可服用养阴清肺口服液或者金果饮等。药物还有白薇、地骨皮，两者均可清泻肺热。猪肝枸杞菜、罗汉果猪肺汤也是不错的降火菜肴。枸杞菜性凉，可以清肝肾、降肺火，吃猪肝也可去肺火。中医认为，罗汉果味甘性凉，有清热凉血、清肺止咳、润肠通便的作用，还可治疗风热袭肺引起的声音嘶哑、咳嗽、咽痛等症。吃猪肺也可清肺热、养肺阴。

饭要少吃

吃年夜饭，因为人多，气氛又热闹，很容易导致无形中大吃大喝，忘了节制，这对年长者尤其是大忌。这种情况下很容易引起第二场"火灾"——胃火。胃火，即我们常说的胃热。由嗜酒、嗜辛辣、过食膏粱厚味等不良饮食习惯引起的火气，

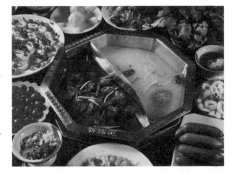

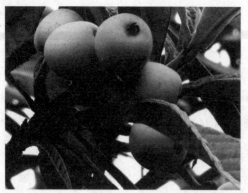

中医称之为胃火，通常是由湿热、食滞两方面原因造成。如果暴饮暴食，吃得特别多，就会引起食滞，从而引起胃火，胃肠道症状表现为胃部灼热疼痛、腹胀、口干口臭、大便稀烂、便秘、牙龈肿痛、胃口不好等。同时，火气也可由饮食的量、质和时间三大原因而引起。轻微胃火盛者，好像永远吃不饱，其实这是胃热给大脑的错觉；到火盛至某一个阶段，胃部出现发炎现象，就会什么都吃不下，可以说是物极必反。中医认为，胃火调节应当遵循清热、清滞的原则，要饮食节制，太过热气的东西少吃，比如刚开锅的顶气的饺子；甜腻的食物少吃，比如过年常吃的年糕；饮食上应增加黄绿色蔬菜与时令水果，以补充维生素和无机盐的不足。药疗方面，可用川莲、灯芯花、莲子心、麦冬等泻胃火。现代研究表明，萝卜有明显的抗菌作用。中医则认为，萝卜汁性味辛、甘、凉，归肺、胃经，有胃火者可以饮用萝卜汁进行调理治疗。但患脾胃虚寒型口疮者不宜服用。绿豆粥有清热解毒、消暑止渴、清心泻火的作用，能清心胃之火。莲子、芡实、淮山等皆为健脾开胃之物，西洋菜、生菜、油麦菜、西红柿、枇杷等都是利于消化的食物。胃火过热者，还可在隆冬季节通过吃西瓜来降胃火。虽然冬季的西瓜很贵，不过确实是春节果盘的首选水果。

当然少吃饭也是有窍门的，建议可以事先控制烹调的分量，年菜的准备分量不妨按比平常多一餐的量准备，餐后既不会留下剩菜，又可以表达出年节的丰盛感。同时，也切勿以某些食物的热量低为借口，就过量食用，慢性病患者尤其是糖尿病患者，更应该谨慎控制摄取量。

二、元宵节的活动与饮食

（一）元宵节的来历

正月十五是我国的传统节日——元宵节，元宵节又名灯节，道教称上元节、元夕节。这天，各地都要举行各种活动，人们载歌载舞，以耍狮子、赛龙舟、逛灯会等活动，来庆祝这一传统节日。这是春节的高潮，又可以成为单独的节日，由于正月十五日为望日，月亮正圆，该日成为团圆美满的象征。

关于元宵节的来源，有一个古老的传说：汉武帝时期，有个叫元宵的宫女，因为正月十五不能在双亲面前尽孝，悲痛万分，准备投井自杀。足智多谋的东方朔为了成全宫女，到处散布说正月十五火神君奉玉帝旨意，要火烧长安。汉武帝多方寻求解救方法，东方朔献计说火神君最爱吃汤圆、挂红灯，所以一定要为火神供汤圆、挂红灯，这样才能躲避灾难。同时，东方朔还怂恿皇帝、后妃以及文武百官上街观看灯火。汉武帝照此下令，宫女元宵就有机会回家和家人团聚了。

（二）闹花灯，走百病

正如传说所讲，如今的元宵之夜，大街小巷张灯结彩，人们赏灯、猜灯谜、吃元宵，成为世代相沿的习俗。此习俗不仅仅有娱乐性，还具有深厚的健康和保健意义。

"上元闹花灯，十六走百病"，古历的正月十六是民俗上"走百病"的日子。尤其是北方人，不管天气好不好，这天都要出去走一走。而关于"走百病"，早在清代康熙《大兴县志》中就有所记

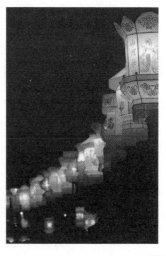

载："元宵前后，赏灯夜饮，金吾梦池。民间击太平鼓，走百索，妇女结伴游行过津桥，曰'走百病'。"

走百病这种习俗，虽说包含着若干迷信色彩，但从古至今对人们的健康还是有深远意义的。在古代，妇女困居闺房，大门不出，二门不迈，尤其是未出

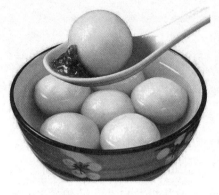

阁的姑娘和年轻的少妇们，即便是探亲访友、回娘家，也都是车载轿抬，"走百病"这种习俗让妇女获得了短暂的"解放"，给了她们一个成群结队出门游玩的借口，使压抑的人性得到一种舒展，可以说在心理上对女性们起到了医疗保健的作用。此外，这也是一项很好的体育运动，使难得有户外活动的妇女，可以好好地锻炼一下腰腿，舒筋活络，有益于身体健康。

实际上"走百病"可以看作是通过游览、散步来养生保健的一种运动。如今也有白日游走的，人们扶老携幼，边走边看，有时还边走边唱，饱览如画美景，呼吸新鲜空气，对身心健康有一定益处。公园、广场、江畔、湖滨和山中小道，正是"走百病"的好地方。俗话说："饭后百步走，活到九十九。"正月十六总在七九之中，这时经历了严冬冰雪，迎来温暖的春阳，人们精神焕发，到外面去呼吸一下新鲜空气，或者到郊区远眺一下新绿的田野，对健康大有好处。天气逐渐转暖，每天晚饭后，到大街上悠闲地走一走，锻炼活动一会儿，长期坚持下去，就能真正达到祛百病的目的，把美好的愿望变为现实。不过，要提醒大家，春日阳气生发，健康人应该出去走走；但"倒春寒"是"非其时而有其气"，如果天气不好，病人还是要防止风寒入侵。

古语说得好："树大全凭根深，人壮全凭脚健。"古人早在几千年前就知晓赤脚与健康密切相关。我国传统中医认为："走为百练之祖。"小小足底聚集着人体的几百个神经位，十二经脉均起始于足部，人体各个器官脏腑与足部有着密切联系，都有各自的"投射区"。足部反射区不同于呈点状的穴位，面积大而呈片状，定位稍有偏离便能产生效果。足部反射区位于膝部以下，遍布于足底、足背、内侧、外侧以及小腿，而不仅限于足底。足部反射区的排列与人体各器

官的解剖位置基本一致。当于坐位或卧位，双足并拢下肢前伸时，相当于他们面对着你坐着。拇指部是头部；足跟部是臀部；接近正中线的器官的反射区在足内侧，如脊柱、子宫、前列腺等；远离正中线的器官和部位的反射区在足外侧，如肩部、卵巢、睾丸等。

走路的时候，人的脚掌就会与地面不断地接触并一直维持着机械的动作，随着走步的快慢和道路的不同所产生的按摩就可以用来刺激足部反射区，也就是中医常说的穴位。而人体各个器官都和足部有着相对应的区域，可以反映相应脏腑器官的生理病理信息，走步时刺激这些反射区，可以调节人体相应的内脏器官和系统功能，达到防病治病、延年益寿的目的。

"走百病"虽带有一定的迷信色彩，是一种消灾祈福的活动，但大多数人还是寄希望于这一美好愿望的实现。每到正月十六这天，街道上人来人往，人声鼎沸，到了晚上，人们会将过年剩下的所有烟花爆竹都搬出来放掉，色彩艳丽、形状各异的烟花在空中绽放，鞭炮声此起彼伏，响彻云霄。因此，正月十六这天绝对不亚于大年三十，也可以说是最热闹的一天。而"走百病"这个习俗也是这样带着人们美好的希望一代一代传了下来，"走"确实能去除疾病，这不是迷信而是事实，这是因为脚一直在接受并不断地发出各式各样的信息，并调节肌肉以维持身体的平衡。甚至在我们站着不动时，脚也仍然忙碌地工作着，以各种不为人所察觉的微妙方式调整姿势，呵护着我们的健康。

（三）元宵节的饮食习俗——吃元宵

说完了"闹花灯，走百病"，再来说说我们元宵节最重要的饮食习俗——吃元宵。元宵这种食品的年代很久远，相传起源于春秋末期。在唐代民间就已经流行在元宵节上吃这种新奇的食物了，不过那时候称之为面茧、圆不落泥；到了宋代，人们为它起了更好听、更形象的名字，称之为圆子、团子、浮元子。

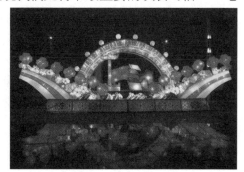

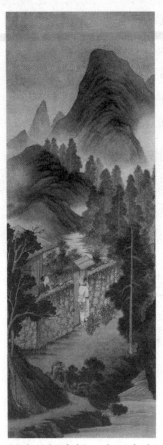

吃元宵最初的目的是改善一下生活质量，后来随着人们的生活水平的不断提高，吃元宵也只是取其"团团圆圆"的吉祥意味。正可谓："元宵节吃元宵，甜甜美美。明月夜观明月，满满圆圆。"天上月圆，碗里汤圆，家人团圆，正如台湾民歌《卖汤圆》中所唱："卖汤圆，卖汤圆，小二哥的汤圆是圆又圆，要吃汤圆快来买，吃了汤圆好团圆。"

元宵的种类很多，味分香、辣、甜、酸、咸五种，甜馅一般有豆沙、白糖、芝麻、桂花什锦、枣泥、果仁、麻蓉、杏仁、白果、山楂等；咸馅一般有鲜肉丁、虾米等；还有菜馅元宵用芥、葱、蒜、韭、姜组成，称"五味元宵"，寓意勤劳、长久、向上。外用糯米粉包裹成圆形，做法有包元宵和摇元宵两种：南方是先将糯米粉用水调和成皮，然后将馅包好；北方是先把馅捏成均匀的小球状，放在铺有干糯米粉的笸筐里不断摇晃，不时加入清水使馅粘上越来越多的糯米粉，直至大小适中。元宵可荤可素，风味各异，吃法可汤煮、油炸或蒸食。

春节长假一过，就盼着十五元宵节。此时三九已过，但乍暖还寒，人们仍需保暖。元宵节吃元宵，除了寓意喜庆、团圆，还有御寒、补脾胃、益肺气等养生功效。元宵可谓营养丰富，其主要材料是糯米，别名江米，是大米的一种，中医认为，其味甘、性温，入肺经和脾经，能够补养人体正气。李时珍在《本草纲目》中指出，糯米是补脾胃、益肺气之谷。它的功效归纳为四种：一是温脾胃；二是止腹泻；三是缩小便；四是收自汗。此外其主要成分糯米粉含有蛋白质、脂肪、糖类、钙、磷、铁、维生素 B1、维生素 B2、烟酸及淀粉等营养成分。说完了皮，再说说馅，元宵的内馅主要以果料和干果为主，包括芝麻、核桃、花生、山楂等，黑芝麻中的维生素 E 非常丰富，可延缓衰老，有强筋骨、润五脏、益气力等作用，既可强壮身体、益寿延年又可润养脾肺、滋补肝肾。

山楂味酸甘、性微温，有开胃消食、活血散瘀、化滞消积、化痰行气等作用。核桃性温、味甘，有补血、润肺、健胃、养神等功效。《神农本草经》将核桃列为久服轻身益气、延年益寿的上品。元宵节吃了糯米元宵之后，人的气息就会变得相当顺畅，以致周身发热，起到御寒、滋补的作用。中医历来将元宵、汤圆视为补虚、调血、健脾、开胃之物。

俗话说得好："凡事都应该有个度。"元宵虽营养丰富，口感极佳，可是吃多了也会吃出病来。这是因为糯米属于黏性食物，本身就黏腻难化，做成了元宵之后，就更难消化了，吃多了胃里就会不舒服。尤其对一些老人、儿童等肠胃功能很弱的人群来说，需要特别注意。另外大家都会有一个共同的感觉，就是元宵吃着吃着就会感到很腻，那是因为元宵中含有大量的糖分和油脂。不难想象，元宵当中的糯米粉本身就是碳水化合物，内馅主要以果料和纯糖为主，再加上比例不小的植物油或者动物油，所以热量相当高。因此，即使在元宵节，元宵或汤圆都不能当做主食大量食用。另外，特殊人群最好少吃或不吃传统元宵，如患有高血脂、糖尿病的人群一定要限量。春节期间很多暴饮暴食的人易患急性胃肠炎，而多吃元宵更会加重胃肠负担。

那么如何吃元宵，才能保证美味与健康兼收呢？首先，早餐不宜食用元宵。到了正月十五那天，很多家庭是一大早饭桌上就摆上了元宵，有的家庭甚至早餐只有元宵，这样就是大错特错了。元宵是高热量、高糖分的食品，还含有一定的油脂，本身就不适合当做早餐吃，因为人们早起时，肠胃的功能相对来说是最弱的，元宵外皮糯米不易消化，如果在肠胃功能弱的时候吃这种不易消化的食物，会影响一天的工作和生活。

其次，元宵最好不要当做正餐来吃，可以选在上午9点多或者下午加餐的时候吃一点，另外吃时最好食量减半，比如平时能吃四两米饭的，元宵吃二两就足够了。如果把元宵当做正餐的话，需要注意在吃元宵的同时，最好不要再吃其他

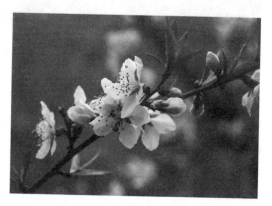

含糖量高的食品，主食也要减量（一般来说吃 3 个元宵就要减去半两主食）。夜宵的时间如果离睡觉时间很近的话，则最好不要把元宵作为夜宵食用，因为这类食品不好消化、排空慢，也会加重胃肠道负担。

再次，吃元宵的时候可以喝一些煮元宵的汤，因为一些微量元素、营养素就溶在这里。因此吃元宵、汤圆最好要喝汤，这样还可以促进消化吸收，即民间常说的"原汤化原食"。不过喝汤一定要注意，元宵已经很甜了，不宜在汤里再加糖。如果吃的是咸汤圆，可以在汤里放些小虾米及蔬菜，补充营养，但最好不要再放油脂或调味料。除此之外，也可搭配蔬菜水果一起吃元宵。中医提出，如果吃元宵的同时与维生素、纤维素含量丰富的蔬菜、水果搭配食用，可均衡营养并助消化。

元宵、汤圆最好随做随吃。每年元宵节期间，医院急诊室都会接诊误食变质元宵、汤圆而引起食物中毒的患者。由于元宵和汤圆是用糯米粉制成，糯米粉中含水量较多，若买回来久放，很容易出现变质现象；即便放在冰箱保鲜食用，也会破坏它原有的味道；买速冻元宵、汤圆最好查验出厂日期，买回后不宜过久存放。

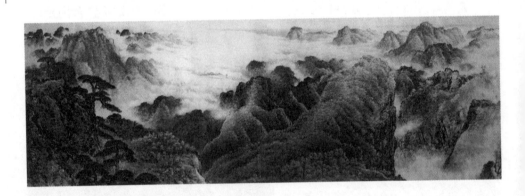

三、清明节的习俗与疾病

（一）清明节的来历

清明本为二十四节气之一，清明一到，寒冬景象便开始慢慢褪去了。清明节气，太阳到达黄经十五度，我国大部分地区的日均气温已升到十二度以上，气温升高，万物滋生，正是万家春耕、百物向荣的大好时节。故有"清明谷雨两相连，浸种耕田莫迟延"的谚语。但是清明作为节日，与纯粹的节气有所不同，节气是物候变化、时令顺序的标志，而节日则包含着一定的风俗活动和纪念意义。说到了清明节，人们首先想到的是扫墓。墓祭习俗是我国行孝品德的具体表现，这一天人们都会外出祭祖扫墓，悼念故人，同时还会组织丰富多彩的文体活动并准备风俗食品。

（二）清明谨防高血压

"清明时节雨纷纷，路上行人欲断魂。借问酒家何处有？牧童遥指杏花村。"这首杜牧的《清明》可谓朗朗上口、家喻户晓。清明时节，为什么风雨会这么多呢，主要是因为清明时节正是冷热空气交换的时节，因此容易形成"乍暖还寒晴复雨"的天气状况。清明雨对于我国这样一个农业大国来说，从古至今都是非常重要的，古谚语有："清明前后一场雨，强如秀才中了举。"现如今也常常会听老人们说起"春雨贵如油"的语句。

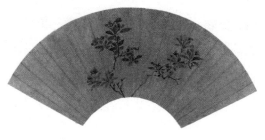

清明雨一下，万物复苏，可谓天清地明，农历书曰："斗指丁为清明，时万物洁而清明。盖时当气清景明，万物皆齐，故名也。"中医认为，人会随着节

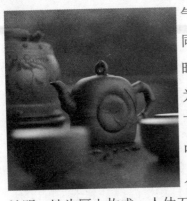

气的变化而变化，清明时节讲养生，贵在与自然同气相求。按《岁时百问》的说法：万物生长此时，皆清洁而明净，故谓之清明。中医把人体分为上焦、中焦、下焦。上焦心、肺；中焦脾、胃；下焦肝、胆、大肠、小肠、肾、膀胱。上焦如天；中焦如地；下焦如江河。人应该与自然和谐相处，人应四时，清明节气之后，天清使人心肺清；大地明，地为厚土构成，人体五行学说："金、木、水、火、土，随大地草木推陈出新，碧绿相衬在明的状态；'明'由日月组成，日月阴阳也，明含阴阳平衡之意。人体只有清则会明，不明则浊，见浊必生病。"高血压的易发期正是清明节期间，这也是清明节养生很重要的一个方面。

高血压是指体循环内，动脉压持续增高，并可伤及血管、脑、心、肾等器官的一种常见的临床综合征。中医对本病的辨证要点，除观察血压变化外，还要对病人眩晕、头痛等全身症状进行分析。那么血压一般都是在什么情况下可能会失常呢？

生气的时候血压就会升高，等情绪平静了血压就会恢复正常；做运动的时候，血压会升高，只要休息一会便能恢复正常；噪音也会使血压有所升高，只要环境安静后便能恢复正常；天气的变化，如忽冷忽热也会对血压产生影响。

高血压的病因多见年老体虚、情志失调、劳倦久病、饮食偏嗜、肝阳上亢等。其病理主要为阴阳失调，本虚标实。常见证型有：阴虚阳亢证（头痛头晕、耳鸣眼花、失眠多梦、腰膝酸软、面孔潮红、四肢麻木）；肝肾阴虚证（头晕眼花、目涩而干、耳鸣耳聋、腰酸腿软、足跟痛）；阴阳两虚证（头目昏花、行走如坐舟船、面白少华、间有烘热、心悸气短、腰膝酸软、夜尿频多、有水肿）。患有高血压的人在进行养生时，应针对阴阳失调、本虚标实的病理，以调和阴阳、扶助正气为大法，采用综合调养的方法，如情志调摄。因为本病与情志因素关系密切，在情志不遂，喜怒太过之时，常常影响肝木之疏泄、肾水之涵养。

春季是万物开始生长的时候，从中医学角度来说，人的机体也应该如此，立春之后体内肝气随着春天的到来日渐深入而愈盛，在清明之际达到最旺。凡事都有一个尺度，如果肝气过旺，会对脾胃产生不良影响，妨碍食物正常消化吸收，还可造成情绪失调、气运行血不畅，从而会引发各种疾病，如上面所说的高血压等等。清明节的很多习俗可以帮助我们预防和缓解这些病症。

（三）清明习俗益身心

清明扫墓是个严肃的事情，是人们对已故亲人的一种眷恋，然而扫墓同时也给我们带来了健康。按照中国传统习俗，扫墓时要对祖先进行跪拜，就是现在常说的磕头。当人们把弯腰伸背、双膝及手掌触地、叩头及地，然后撑掌起身的一系列动作完成之后，就已经活动了人体主要的关节和骨骼肌，一般按照传统三个头磕下来之后，就会觉得手脚舒展、气血融通。其实，磕头的动作一直被道家作为导引术的一部分，经中医证明确实有通经活络、防止血管硬化、栓塞的作用。如果老年人经常模仿磕头的姿势锻炼，可以防止心脑血管疾病和高血压。俗话说："每日常叩首，活到九十九。"可见并不是没有任何道理可循的。

除了跪拜对人身体有好处之外，扫墓还有一个健康因素是人们很少能想到的，那就是以哭解郁，适度宣泄。清明节扫墓的时候人们难免会因思念亲人而悲伤落泪。这也是一种真实感情的流露，不含任何的虚假成分，因此有利于心理健康。心理学研究表明，哭是一种排解不良情绪的有效办法，可以释放能量，调整机体平衡、缓解肢体和心理的紧张，甚至还能减轻疼痛。释放自己的压抑情绪，哭上一场，内心的紧张、压抑和悲伤等不良情绪就减少了许多。疾病多因烦恼而生，在烦恼减少的同时，一些春天易犯的高血压、抑郁、失眠等病也就不知不觉地消失了。

除了扫墓之外，在清明节还有荡秋千、踏青、放风筝的习俗。寒冬刚过，人们已经很久没有外出活动了，在风和日丽的春天，全家人出去踏青，适当做做运动，可以疏通冬日的气血积郁，让精神压力得以缓解，使

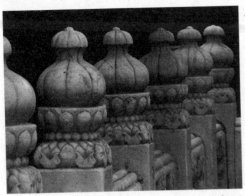

心胸开阔、心情愉悦，更能使人体抵抗力增强。放风筝本身就是一个非常好的体育项目，在放风筝的时候，要不停地跑动、牵线、控制和调整风筝的方向和高度，此时我们全身的肌肉关节的运动正如风筝在空中飞行一样，急缓相间，有张有弛，手、眼、身、法、步紧密配合。古人在《续博物志》中说："春日放筝引线而上，令小儿张口而视，可泄内热。"另外，放风筝的同时，人的眼睛需要一直盯着高空的风筝，这样的远眺，可以调节眼肌功能，消除疲劳，从而达到保护视力的目的。自古就有放风筝对眼睛有好处的记载，《燕京岁时记》中曾经提过："儿童放之空中，最新清目"。可见古人早就在这些传统习俗活动中，运用中医理论，找到了养生之道。

清明节又称"寒食节"。实际上，清明节是由寒食节和节气中的清明两部分联系构成的，虽然后来清明节一度盛行，而寒食节变得无人问津，但是寒食节的饮食习俗还是保留在了清明节当中。这一天人们祭祀祖先后不能生火做饭，而要在户外简单食用清明果（野艾果）、大馒头等事先做好的食物。而清明果的做法是将籼米、糯米加野艾用水浸泡半天，用石磨磨成浆，再放在锅内熬成干糊，然后在里边包上豆腐、萝卜、酸菜、肥肠馅等，做成各种形状，最后放在蒸笼上蒸熟。艾叶味苦、性辛温，宜入肝、脾和肾，具有温经止血、祛寒止痛的功效，是春季疏肝顺气的良药，尤其适用于气血虚寒、肝气犯逆引起的妇女月经过多、崩漏以及妊娠下血、月经不调、小腹冷痛、痛经等病症。

希望我们随清明时节放下烦恼，自然轻松，不但心清明、体清明，而且感悟也清明。

"五月五，庆端午"，农历五月初五的端午节是我们中华民族非常重要的一个节日。大江南北的千家万户都要过这个节日，虽然过法略有不同，但是节日气氛都是很浓重的。在我们的众多节日里，端午节的习俗是比较丰富的：吃粽子、煮鸡蛋、佩戴香包、采艾蒿，还有赛龙舟等大型活动，节日内容丰富多彩。

四、端午节的医疗保健

（一）端午节的由来

关于端午节的由来，说法甚多，据学者闻一多先生的《端午考》和《端午的历史教育》列举的百余条古籍记载及专家考古考证，端午的起源，是中国古代南方吴越民族举行图腾祭的节日，比屈原更早。从史书上看，"端午"最早出现在晋人周处的《风土记》中："仲夏端午，烹鹜角黍。"端是"开端""初"的意思。按照中国农历以地支纪月，五月为午，所以"五"也叫"午"，"五"又为阳数，故端午又叫端五、重五、端阳、中天、重午、午日。这一天挂菖蒲、艾叶、戴香包、喝雄黄酒，民间虽说是为了图个"吉利"，其实主要作用还是为了预防疾病。因为夏日多暑湿之邪气，而芳香药可以燥湿。实际上它是在酷暑之前一次全民性的避瘟驱毒、防疫祛病活动。专家指出，挂菖蒲、艾叶、戴香包等悠久的习俗不仅具有文化含义，还有利于健康。吃粽子和赛龙舟纪念屈原，只是这个节日后来填充进来的内容。但千百年来，屈原的爱国精神和动人诗篇，已深入人心，故人们"惜而哀之，世论其辞，以相传焉"，因此，纪念屈原之说，影响最广、最深，占据主流地位。在民俗文化领域，中国民众把端午节的龙舟竞渡和吃粽子等，都与纪念屈原联系在一起。

端午节还有许多传统习俗，大致有女儿回娘家，挂钟馗像，迎鬼船、躲午，贴午叶符，悬挂菖蒲、艾草，游百病，佩香囊，备牲醴，赛龙舟，比武，击球，荡秋千，给小孩涂雄黄，饮用雄黄酒、菖蒲酒，吃五毒饼、咸蛋、粽子和时令鲜果等。

端午节也是自古相传的"卫生节"，人们在这一天洒扫庭院、挂艾枝、悬菖蒲、洒雄黄水、饮雄黄酒、激浊除腐、杀菌防病。端午节上山采药，则是我国

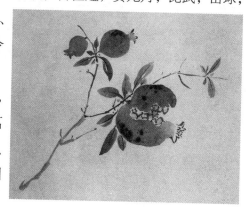

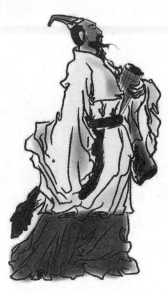

各民族共同的习俗。

这些活动也反映了中华民族的优良传统。

（二）吃粽子，讲健康

粽子是端午节的重要标志之一。旧时只有到了端午节这天，才会有粽子吃。时至今日，粽子已经发展成品味多样的日常小吃，在端午节到来之前的一段时间，各种各样的粽子就已上市。

包粽子的主料是稻米，稻米以米粒黏性的大小分为粳米、籼米和糯米。其中糯米的黏性最大、胀性最小，所以常用糯米或糯米与其他米混合，它们的营养成分基本相近。糯米和粽子中的荤素配料也都具有一定的营养价值。粽子的热量较高，无论是饱腹还是健体都是十分理想的。

吃粽子也要有节制，食之不当也会伤人。粽子的主料糯米不易消化，吃多了会因伤及脾胃而引起腹胀、腹泻等症状。因此，老人、小孩还有消化功能差的人不可贪吃。即便是脾胃功能健强者，也应"少食多餐"。如果过节家里自己包粽子，最好以"现包、现吃"为原则，而从超市中购回的冷冻粽子，应蒸煮透了再吃。

粽子其实也是药膳的一种——包粽子的苇叶及荷叶都是清热解暑的良药，而糯米也具有益气生津、清热的功效。端午节后，炎热的夏季到来，酷热难耐，常会有上火、中暑的现象发生，而此时常吃粽子，既品尝了美味，又帮我们降了暑，具有两全齐美的功效。目前各式粽子种类繁多：枣味甘性温，有补中益气、养血安神的功效；栗子具有补气健脾、益肾的功效。用红枣、栗子做馅的粽子，称得上是粽子中的极品。

好的粽子自然有其养生的功效，但是现在粽子的样式如此繁多，自然会有一些不健康的元素掺杂其中。主要表现在：

有些粽子是用尼龙绳绑扎的，但是尼龙绳被高温的水煮过之后会产生对人体有毒害的物质，如二甲烷等毒素。在煮制过程中，毒素就会渗入沸水和粽子里。吃了被毒素侵入的粽子，轻则恶心、肠胃不适，重者会头晕、呕吐、腹痛、腹泻等。尼龙粽子一般都有毒，为了我们的健康，应坚决远离。

我们曾经吃的粽子都是新鲜刚出锅的，然后放在一盆凉水里冷却，吃起来也是清凉爽口。现如今则不同了，个别散装粽子，已经在水盆里放了好几天，虽没有变质，但已经不新鲜了。科技进步了，有了先进方法可以为我们提供长期储存的粽子，一般加了包装的粽子在常温下可以保质一个月，真空包装的粽子保质期可长达两三个月。应该注意有些不良商家为了令粽子保质期延长，会在粽子里加入硼砂。据说，粽子加入硼砂一则可令食品保质期延长；二则吃起来较爽口。但硼砂是一种有毒副作用的物质，人吃了它可能致癌。

（三）采艾叶，驱虫病

采菖蒲、艾叶，是端午最传统的习俗之一。这是因为端午前后草药茎叶成熟，药性好，才于此日形成此俗。

为什么选择菖蒲、艾叶，而不是别的什么叶子呢？菖蒲，多年水生草本植物。艾蒿，多年生草本植物。两者皆入中药。艾蒿与菖蒲中都含有芳香油，因而可充作杀虫防治病虫害的农药。端午期间，时近夏至，天气转热，空气潮湿，蚊虫滋生，疫病增多。艾草散发出来的香味，可起到净化环境、驱虫祛瘟的作用。

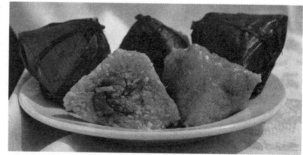

古人用艾草代表招百福，认为它是一种可以治百病的药草，插在门上可以祛除各种毒害，使人身体健康。从端午节的许多种传说中可以看出，人们都是拿艾叶来防病、治病、消炎的。除此之外，端午节常用的中草药品种还有青蒿、龙船花、香茅、柚叶等，都可以悬挂、煮水饮用、泡酒饮用或沐浴。

艾叶，也就是艾蒿的叶子，与我国的中医是不可分割的，据专家考证，艾叶用于治病已有两千多年的历史。我国现存的第一部方书——战国时期的《五十二病方》中就记载了有关艾叶的疗效与用法，这在以后历代本草中也均有记载。在我国盛产优质艾叶的湖北蕲州，至今还流传着"家有三年艾，郎中不用来"的谚语。更有不少地方栽培种植，家家收藏艾叶。孟子曰："七年之病，求三年之艾。"可见艾叶的药用价值。

艾叶最早的用途是灸，并与"针"齐名，医籍《灵枢经》《五十二病方》就有艾条灸或艾熏的记录。另外，还有"医家用灸百病"之说。明代医学家李言

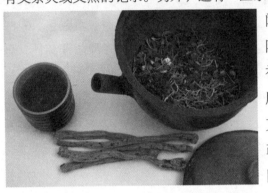

闻(李时珍之父)称赞艾叶"产于山阳，采于端午治病灸疾，功非小补"。李时珍称艾叶"以蕲州者为胜，用充方物，天下重之，谓之蕲艾"。相传"他处艾灸酒坛不能透，蕲艾一灸则直透彻为弃也"，蕲艾因此而闻名全国。

除了通过口服、针灸与推拿针灸来治疗疾病，也有不少文献记载，艾叶燃烧产生的烟对人体的疾病也有一定的治疗作用。如春秋战国时期的《五十二病方》、东晋时期葛洪的《肘后备急方肘后备急方》等早期的医药著作中就有艾叶烟熏治疗的记载。可见在当时民间已有用艾叶烟熏治疗和预防疾病的习惯，而且这种习惯一直延续至今。艾叶燃烧产生的烟有防病、避邪(瘟疫)的作用，现代研究证明艾烟有防病、预防瘟疫的作用，因为艾烟对引起不同传染性、流行性疾病的多种致病菌、真菌和病毒都有抑制作用。艾叶在民间的应用也十分普遍，如成年人一旦受风寒咳嗽，把艾叶切成九片，葱三、五根，煎汤温服，取汗，即可告愈。再如用艾叶烘干制成绒与棉花混合制成药枕防治妊娠及产后外感风寒头痛。老人丹田气弱，儿童受寒而致腹痛泄泻，妇女痛经、经行不畅、小腹坠痛等用熟艾制成围兜，兜其脐腹，效果显著。而且端午节有"悬艾人、戴艾虎、饮艾酒、食艾糕、熏艾叶"的民俗记载。可见，中医对艾叶的应用，非其他简单应用艾叶的医学体系可比。

现今，经过化学分析，发现艾叶除了含挥发油以外，还含有鞣质、黄酮、微量元素及其他有机成分，其中艾叶油具有平喘、祛痰、镇咳、抗菌、抗过敏、镇静等多种药理活性。为艾叶的扩展应用提供了理论根据。在临床上，艾叶被广泛应用于治疗妇科疾病、呼吸道疾病。

知道了艾叶这么多的作用，再逢端午节的时候，一定要出去多采些艾蒿存于家中，不仅空气清香、防虫防病，还有益于身体健康。要注意的是，艾叶等植物的药用功效可不只是端午这一天发挥的，平时也可经常使用。

（四）佩香囊，体强壮

香囊，又叫荷包，是端午节的又一大标志，只有在端午节前后才会有。

"戴个香草袋，不怕五虫害。"佩香囊是传承了千百年的民间过端午习俗，儿童多将香囊佩戴于胸前，而成人多系于腰间。有喜庆、装饰和传情达意等作用，香囊内有朱砂、雄黄、香药，外包以丝布，清香四溢，再以五色丝线弦扣成索，作各种不同形状，结成一串，形形色色，玲珑可爱。香囊也是很合乎中医药理的，传统香囊常用配方是苍术和川芎，可达到祛病强身之功效。另外雄黄、艾叶、熏草都挥发一种奇异的香味，使蛇虫闻之远遁，既减少了传染源，又可起到杀除病菌、消除汗臭的作用。

现代科学研究证明，苍术等中药的挥发性成分能有效杀灭空气中悬浮的病原微生物。香囊中的药物散发出来的芳香气味能够刺激鼻黏膜，使鼻黏膜上的抗体——分泌型免疫球蛋白 A（SIgA）的含量提高，SIgA 具有较强的杀死病毒的能力，儿童鼻黏膜上 SIgA 的含量较低，因此最适合佩挂香囊。

给患有过敏性鼻炎等过敏性体质的儿童佩戴香囊时要慎重，以防香囊内的芳香药物引起不适。一般情况下，香囊内具有挥发性的药物的作用在两个星期左右就会渐渐消失，所以，当香囊的味道变淡后即可取下更换。

（五）雄黄酒，喝不得

古代人认为雄黄可以克制蛇、蝎等百虫，"善能杀百毒、辟百邪、制蛊毒，人佩之，入山林而虎狼伏，入川水而百毒避"。端午节这天，很多地方还有饮雄黄酒杀肚

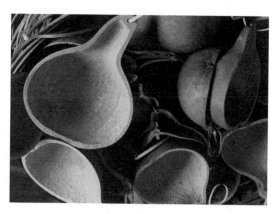

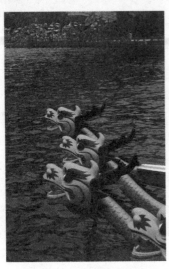

虫的习俗，尤其在江南一带，人们至今还保持着喝雄黄酒的习俗。当地人配制与勾兑雄黄酒的方法非常简单，一般是将雄黄磨成粉末状后倒入白酒或黄酒中。

实际上，喝雄黄酒不仅达不到驱邪、解毒的目的，还有可能引起中毒。

雄黄，也称鸡冠石，是一种含砷的有毒矿石，多数为橘红色半透明的结晶体。砷是剧毒物质，人如果误服 5-10 毫克即可引起急性砷中毒，达到 60 毫克以上就会致命。雄黄中毒的症状表现为恶心、呕吐、腹痛、腹泻或水样大便、便中带血，同时伴有肝、脾、肾等脏器的损害，血压下降和循环衰竭，甚至出现中枢神经系统麻痹，意识模糊、昏迷等。雄黄的主要化学成分是有毒的二硫化砷，加热后经化学反应变成三氧化二砷，也就是砒霜，人饮用后会中毒。专家提醒，若一定要用雄黄酒应节令，可喷在床下、墙边等角落，以避毒虫。如果因病确需服用雄黄酒的，最好在医生的指导下服用。

中医认为，雄黄性温，味苦辛，有毒，主要用做解毒、杀虫药。外用治疗疥癣恶疮、蛇虫咬伤等，效果较好。内服微量，可治惊痫、疮毒等症。由于雄黄毒性太大，极少用于直接内服，一般内服也多入丸、散剂。

（六）端午养生

从节气上看，我国的端午节多在二十四节气中的 "芒种" 前后，民间素有 "未食端午粽，破裘不可送" 的说法。意思是说，还没过端午节，农作物如果保护不好，还是会受寒的。端午节前后是农作物和各种植物最旺盛的生长期，也是大地中各种病菌的旺盛生长期，会给人们造成许多伤害。避免邪气侵袭是中医的养生思想。"虚邪贼风，避之有时" "上工治未病"，可见，祖国传统医学十分重视预防疾病的发生。由于端午时期天气转为又热又湿，疫疠秽浊之气横行，人们最易百病丛生。因此 "端午节" 期间，人们应该注意进行卫生和保健

传统中医理论

活动，以培养人体正气、驱除邪气。所说的邪气也叫浊气，即现在所谓的细菌、病毒、工作压力、口臭、交感神经与副交感神经不平衡。简单地说，一切有形、无形的致病因素都是浊气。而正气也指人体的抗病能力。

　　至于这个季节的养生，则应该保持轻松、愉快的状态，恼怒忧郁不可有，这样气机才能得以宣畅，通泄才能得以自如。起居方面，要晚睡早起，适当地接受阳光照射，但别晒多了，以顺应阳气的充盛，利于气血的运行，振奋精神。夏日昼长夜短，中午小睡一会可缓解疲劳，有利于健康。为避免中暑，芒种后要常洗澡，这样可使皮肤疏松，"阳热"易于发泄。饮食调养方面，历代养生家都认为夏三月的饮食宜清补。从营养学角度看，饮食清淡在养生中有不可替代的作用，如蔬菜、豆类可为人体提供所必须的糖类、蛋白质、脂肪和矿物质等营养素及大量的维生素，维生素又是人体新陈代谢中不可缺少的，而且可预防疾病、防止衰老。

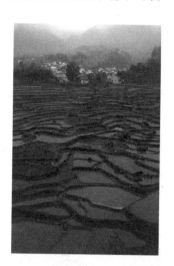

　　古人的很多做法都充满了经验和智慧，有些本身就是实用的医学知识，有的分析起来也合乎医理。就像端午节赛龙舟，虽然是传统节日的一个项目，但从医学角度看，时已仲夏，进行一些水上运动正合时宜——抛开运动本身的健身效果不说，这种众人参与共同竞技的形式，对人们的身心健康也是非常有利的。

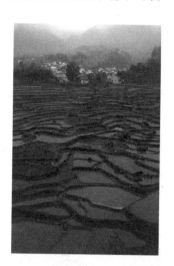

医疗保健与传统节日

五、中秋节饮食重时令

（一）中秋节的由来

明月几时有，把酒问青天。

不知天上宫阙，今夕是何年。

我欲乘风归去，惟恐琼楼玉宇，高处不胜寒。

起舞弄清影，何似在人间。

转朱阁，低绮户，照无眠。

不应有恨，何事长向别时圆。

人有悲欢离合，月有阴晴圆缺，此事古难全。但愿人长久，千里共婵娟。

苏轼的《水调歌头·中秋》人人皆知，一提起明月，人们脑海中就会出现圆月的景象，圆月代表着合家团聚，在中国传统习俗中，农历八月十五的中秋节可谓重中之重，是一个代表团圆的节日，因此中秋节又称"团圆节"。八月十五恰在秋季的中间，在中国的农历里，一年分为四季，每季又分为孟、仲、季三

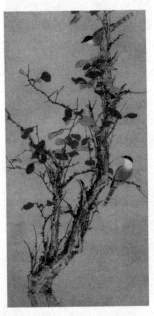

个部分，我国古历法把处在秋季中间的八月，称为"仲秋"，所以中秋节又叫"仲秋节"。根据史籍的记载，"中秋"一词最早出现在《周礼》一书中。到魏晋时，有"谕尚书镇牛渚，中秋夕与左右微服泛江"的记载。而真正形成全国性节日是在唐代，祭月、赏月、追月是节日的重要习俗，据说此夜地球距月亮的位置是最近的，所以月亮是全年最大最圆最亮的。从古至今都有"饮宴赏月，秋暮夕月"的习俗，夕月，即祭拜月神，每逢中秋圆月夜都要举行迎寒和祭月。在大香案上，摆上月饼、石榴、枣子等瓜果供于桌案上，其中月饼和西瓜是绝对不能少的，按照习俗，西

瓜还要切成莲花状，然后点上红烛，将月亮神像放在月亮的方向，在月下，全家人依次拜祭月亮，然后由女主人切开团圆月饼并分给大家，切的份数要和家庭成员的数量一致，预先算好全家共有多少人，在家的、在外地的，都要算在

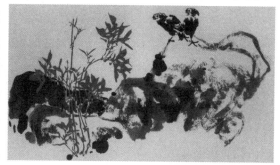

一起，不能切多也不能切少，大小要一样。拜月后，全家人围桌而坐，边吃边谈，共赏明月。到了后来，赏月重于祭月，严肃的祭祀变成了轻松的欢娱。中秋赏月的风俗在唐代极盛，许多诗人的名篇中都有咏月的诗句，唐代诗人李白的"举头望明月，低头思故乡"，杜甫的"露从今夜白，月是故乡明"，宋代王安石的"春风又绿江南岸，明月何时照我还"等诗句，都成了千古绝唱。我国各地遗存着许多名为"拜月坛""拜月亭""望月楼"的古迹。北京的"月坛"就是明嘉靖年间为皇家祭月修造的。现在，祭月拜月活动已被规模盛大、多彩多姿的群众赏月游乐活动所替代，许多地方形成了烧斗香、树中秋、点塔灯、放天灯、走月亮、舞火龙等特殊风俗。

医疗保健与传统节日

(二) 赏月也应谈健康

赏月、谈月、题诗等文化活动自古以来就为文人雅士所偏爱。如今，全家人赏月也是人们久谈不衰的话题。如此风雅之事实在看不出来有什么不妥之处，可是，近年来，专家提出了"老年人中秋赏月应适度"的理论。那么，中秋赏月和老年人的健康有什么关联呢？专家认为，月圆之夜不仅会影响老人们的情绪，还会使人体生物功能发生变化。先来说说对老人们情绪的影响，中医心理学家指出，中秋节自古有"团圆节"之称，人们在赏月时往往会睹物思人，看着圆圆的月亮会情不自禁地想念远游在外、客居异乡的亲人，老人对不在身边的子女的思念之情尤为强烈。人到老年，感情本身就很脆弱，加上思念之情，就容易出现过于激动或抑郁的情绪，诱发疾病。

赏月会带来人体生物功能的变化，因为月亮具有电磁力，可以影响人的激素、体液和电解质的平衡，从而引起人体生理变化。人体的组成部分当中有70%左右是液体，月球的引力就像海水潮汐那样，对人体中的液体发生作用，引起生物潮。满月时，月亮对人的作用与平常相比会较强烈，往往使人的感情易于兴奋，这就是为什么到十五赏月的时候，看着天上的月亮心里特别的敞亮，人们常常感觉稍稍有点激昂的感觉。老年人在农历十五的圆月下，往往更会伤血耗气，易头晕目眩。此外，精神病患者也常在月圆之夜发病。人体内气压较低，血管内外的压强差别较大，使出血性炎症患者毛细血管更容易出血。所以，在月圆之夜老年人发病率会明显上升。

值得一提的是，秋季白天温度仍然较高，故有"秋老虎"的说法；一到晚上，就会产生温差，凉风习习。所以晚上赏月很容易受"贼风"侵袭。第二天早上容易出现全身酸痛、疲乏无力等症状。因此，老年人中秋赏月要适度，避免月圆之夜对产生的各种消极影响。

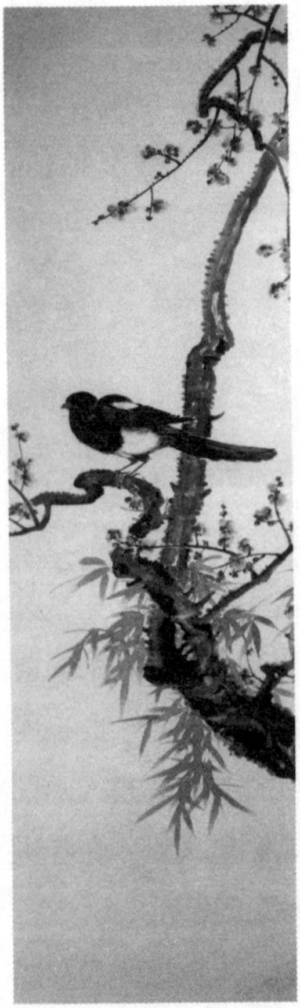

（三）吃月饼的宜忌

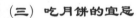

除了满若玉盘的明月外，中秋之时我们当然不能不提象征着团圆的传统美食——月饼，俗话说得好："八月十五月正圆，中秋月饼香又甜。"月饼最初本身只是一种人们用来祭奉月神的祭祀食物，后来人们把这种酷似十五圆月形状的月饼当做礼品赠送亲友，寓意全家团圆。关于月饼的传说有很多，闲秦再思《洛中记闻》中记载，唐僖宗在中秋节日吃月饼，味道极美，他听说新科进士在曲江设喜宴，便命御厨房用红绫包裹月饼赏赐给新科进士们。这是我们能够看到的最早的关于月饼的记载。月饼的雏形早在唐代已出现，宋代还赋予其"芙蓉""荷叶"等别称，其制作方法也更加细腻别致，随着中秋节的重要性和影响力的逐步增强，如今其花色式样越来

传统中医理论（竖排侧栏文字）

越多，风味因地各异，其中京式、苏式、广式、潮式等月饼广为我国南北各地的人们所喜食。"月"屡入诗，"饼"曾入否？苏轼在一首五律中首次以"月"喻"饼"，以诗咏"饼"："小饼如嚼月，中有酥与饴"，"酥"指的是酥油，"饴"指的是饴糖，一种用米和麦

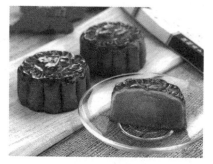

芽为原料制成的糖。可见在宋代，月饼便因其外形如月，香甜可口而深受人们喜爱了。明月皎皎，加上一块小小的月饼，给人们生活增添了无尽的诗情和画意。

中秋节的鼎盛时期是在宋朝，那时月饼的品种样式和制作方法也因不断地改变而呈现出了多样化的趋势，工艺也是非常考究，咸、甜、荤、素各具美味，各有特色。明朝的彭蕴章在《幽州土风俗》中写道："制就银蟾紫府影，一双蟾兔满人间。悔然嫦娥窃药年，奔入广寒归不得。"寥寥数语，生动描绘了心灵手巧的饼师把嫦娥奔月作为艺术形象再现于月饼之上的美好景象。

清朝杨光辅写道："月饼饱装桃肉馅，雪糕甜砌蔗糖霜。"看来当时的月饼和现在的已颇为相近了。诗人袁景澜《咏月饼》："形殊寒具制，名从食单核。巧出饼师心，貌得婵娟月。入厨光夺霜，蒸釜气流液。揉搓细面尘，点缀胭脂迹。"形象地反映出了月饼的制作情形，而最后两句"戚里相馈遗，节物无容忽"，更是描摹出了在中秋节互赠月饼的风俗，同时也表露出亲友间礼尚往来的款款真情。

中国的每一个传统节日都承载着丰富的历史文化渊源，都拥有着无数精彩美妙的传说，每一个独具意义的节令食品都蕴含着一定的健康保健之意。如前面所讲的春节吃饺子、端午节吃粽子一样，中秋节吃月饼也是很有讲究的。正如前面引用的苏轼的一首诗"小饼如嚼月，中有酥与饴"，可见月饼自古以来就是以糖分和油为主要材料的。如今的月饼可谓形形色色，内馅多种多样，果仁、莲子、绿豆沙、鸡蛋黄等等都已经成为月饼的主要原料。真是越做越好吃，越做越香甜，虽然营养成分多元化了，可是在制作过程中，仍然添加了大量的糖与油。

先从月饼的加工说起，月饼的加工是必须要经过烘烤的，可谓融合了水的"神韵"、经过了火的"考验"，所以无论是果仁馅、蛋黄馅，还有现在比较流

行的肉馅月饼，在经过烘烤之后其性都偏热，不过豆沙馅例外，所以除了豆沙馅之外的大众口味的月饼过多食用的话都会引起体内的湿疹。本来月饼就是一种极易上火的食品，如果本身体质就偏热的人吃了太多月饼，会出现消化不良，内火上升等现象，尤其是南方多见的湿热体质尤其要注意这点。当人体内火上升之后，就会出现痘痘、便秘、牙龈浮肿等症状。所以体热的人不易多吃月饼，要适量甚至要少量。

大家都知道月饼吃多了就会有些油腻，正常人的反应都如此强烈，就不用说一些脾胃虚弱的人了。月饼的腻会加重肠胃负担，导致消化不良，如果脾虚的人多吃月饼的话，就容易打嗝，胃贲门处堵得慌，先是腹痛难忍，随后转为腹泻不止。如果真的想吃的话，建议吃少量的绿豆馅月饼，毕竟绿豆有清热解腻的功效。

胆囊炎、胆石症患者应少吃月饼。因为食用过多的月饼可使胆汁分泌量增多，诱发疾病复发，甚至能导致胆管与胰腺管处堵塞，从而引起急性胰腺炎，甚至有生命危险。

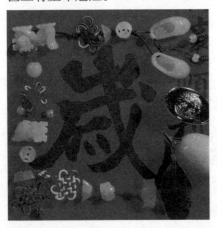

糖尿病人不能吃含糖的东西，这已经是常识了，所以一些节令食品都推出了所谓"低糖"产品，月饼也不例外。每到中秋就会见到很多厂家都推出"低糖"月饼，不过这种月饼是否真的是低糖，含糖量到底有多少，还需要权威机构的严格认证。目前无糖月饼使用了其他甜味剂代替蔗糖制作月饼，对血糖控制有一定好处，但仍然不能改变月饼高脂肪、高热量的特点。像一些有质量保证的厂家所出的"低糖"月饼，糖尿病人倒是可以少吃一些，但像一些打着"低糖"旗号而实际只是普通月饼的，糖尿病人如果食用的话，会导致血糖大幅度提高，因为月饼毕竟是高糖食品。而对于本身是糖尿病人，而同时又患有高血压、高血脂、心血管病的患者而言，如果吃太多含糖月饼的话，会导致肠胃负担加重，并且会增加血液的黏稠度，血液主要集中在胃部而身体其余部位供血不足，头发沉、头晕，严重的会加重心脏缺

传统中医理论

血程度，甚至可诱发心肌梗死。

节令食品需要满足两个条件，第一就是要背负特殊使命，如在节日当中具有祭拜意义的祭拜食品。第二就是这种食品一定要美味可口。如今每逢中秋，各个厂家都会推陈出新，在月饼这个大家族中，巧克力月饼作为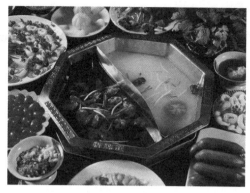新宠受到了越来越多人的喜爱，尤其是年轻人更加容易接受这种新口味。可是，如果从健康的角度出发的话，却不是人人都可以品尝这种新鲜美味的。因为巧克力本身就是一种高热量食物，再加上月饼的高热量，内火大的人吃了巧克力月饼的话，就会进一步加重内热，影响健康。其一会增加消化负担；其二食物堆积在胃部，会影响呼吸功能，导致胸口发闷、憋气，使心肺机能受损。

虽然中秋节是在秋季，而不是在炎热的夏季，可是冰皮月饼仍然很受大家的欢迎，其新颖的外表和爽快的口感经常使人流连忘返，就像冰点蛋糕一样，一推出就很快赢得了市场。可是这种偏冷的月饼更是秋季时令的饮食大忌，因为秋季本身气温就很低，在平常饮食上，人们都应该忌寒凉。而对于脾胃虚寒者，连喝凉开水都可能会引起胃部不适甚至是痉挛，就更别说吃冰皮月饼了。月饼是一种偏热性的食物，内火大的人不宜多吃。那么，有些人可能就会说，现在这种冰皮月饼不是正好弥补了这种缺陷吗？可是事情正好恰恰相反，体质偏热的人吃了冰皮月饼之后虽然会感觉到短暂的爽口，但是"物极必反"，大寒反而会激发出大热。经常有人在食用过冰皮月饼之后就开始出现不良反应，比如大便不正常、浑身发烫、血热等症状。严重者还可能使血粘度升高，从而使心脑血液供应不足，导致头晕、胸闷、呼吸急促等症状出现，个别人甚至会突发休克。所以说，冰皮月饼虽然美味，也不是人人可食。

（四）如何正确吃月饼

说来说去都是月饼的缺点，可是这么美味的东西确实又让人无法割舍，那

医疗保健与传统节日

么到底哪些人能吃月饼，怎么吃才是健康的呢？如果您身体健康，便可放心享用月饼的美味，但注意要适量。一般月饼最不利健康的部分是馅料，每人每次最好吃不超过半个，并且要细嚼慢咽，防止消化不良。吃月饼时，建议不要干吃，应该同时喝热水，最好是以茶相伴。由于月饼的糖分及脂肪含量都很高，一般人吃月饼后常会有饱滞感，因此吃月饼后泡一杯花茶或者绿茶可以消解月饼的油腻感，且有助于消化。尤其是对一些吃完月饼后打嗝的人群，建议下顿饭的间隔要长一些，并多喝绿茶。第二天早起后，千万不能吃干食，如大饼、油条、糯米等，否则胃肠功能将更难恢复。如果发现吃完月饼之后有脸色发青、发紫等现象，说明血液供应出现了问题，应立即就医。

　　每到中秋，月饼都会被当做一种礼物互赠亲友，而一般家庭过节时，接受馈赠的月饼数量都会很多，一般都能吃到节后，甚至更长时间。而月饼虽然有硬外壳包裹，但是放置时间久易引起馅料变质。月饼的饼馅一般分为软硬两种，软馅中含水分较多，只能保存7-10天，而硬馅月饼则可保存一个月左右。如果吃了变质的月饼容易发生食物中毒，所以最好吃新鲜的月饼。

传统中医理论

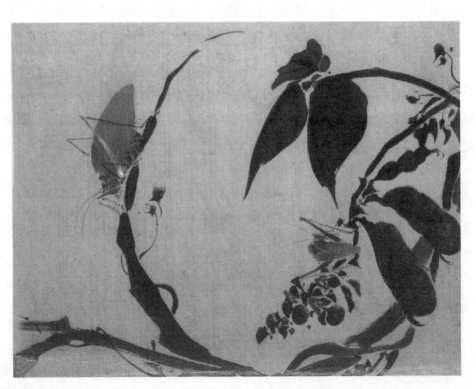

六、重阳登高饮酒祝寿

（一）重阳节的由来

重阳节是我国传统节日之一，历史悠久，意义深远，在我国的传统节日中占据着重要的地位，为什么把阴历九月九日定为重阳节呢？因为阴历九月，在古人的心目中是一个特别的月份，他们仰观于天，俯察于地，产生了许多奇异的传说，在《易经》中把"六"定为阴数，把"九"定为阳数，两九相重为"重九"，九月九日，日月并阳，故为"重阳"节，又名"重九"节。

关于重阳节的起源，有着不同的说法，现在普遍认为重阳节的起源可追溯到先秦之前，因为九九重阳，早在春秋战国时的《楚辞》中已提有提及，屈原在《远游》中的两句诗"集重阳入帝宫兮，造旬始而观清都"，也提到了"重阳"，可是这首诗的意思是说：到了天上进入天帝的宫殿，到了金星参观帝都。这里的"重阳"指的是天宫而并不是节日，所以这种说法的依据并不很充分。重阳节起源于东汉的记载颇为充分，《艺文类聚》卷八十一引《四民月令》："九月九日可采菊花。"这里虽然只是简单地记载了一句话，但是至少我们已经知道了在东汉时期九月九日有采菊花的习俗，间接地告知我们那时已经出现了重阳节。

不过"重阳节"名称见于记载却在东汉末三国时期。据曹丕《九日与钟繇书》中载："岁往月来，忽复九月九日。九为阳数，而日月并应，俗嘉其名，以为宜于长久，故以享宴高会。"在这封书信中不仅明确地提出了"九月九日""俗嘉其名"等名词，"享宴高会"的活动，在后面还提到了"食秋菊之落英"以求"辅体延年"的理念，可见在东汉末期，重阳节已相当流行。

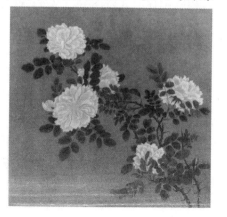

关于重阳节的习俗还流传着这样一个神话故事：东汉时期有一个叫桓景的农村小伙子，父母双全，妻子儿女一大家，过着幸福平淡的生活。谁知突然汝河两岸害起了瘟疫，许多人病倒了，尸首遍地没人埋。桓景的父母也因此病死。

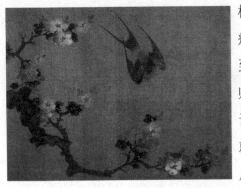

桓景的家乡有个传说：汝河里住有一个瘟魔，每年都要出来到人间走走。它走到哪里就把瘟疫带到哪里。桓景决心访师求友学本领，战瘟魔，为民除害。听说东南山中有一大仙名叫费长房，桓景就收拾行装，起程进山拜师学艺。费长房给了桓景一把降妖青龙剑，桓景早起晚睡，披星戴月，不分昼夜地练剑。转眼一年过去了，那天桓景正在练剑，费长房走到跟前说："今年九月九，汝河瘟魔又要出来祸害人间。你赶紧回乡为民除害。我给你茱萸叶子一包，菊花酒一瓶，让你家乡父老登高避祸。"桓景回到家乡，召集乡亲，把大仙的话转告给大伙儿。九月九那天，他领着妻子儿女、乡亲父老登上了附近的一座山，把茱萸叶子每人分了一片随身携带，瘟魔不敢近身。又把菊花酒倒出来，每人酌了一口，说喝了菊花酒，不染瘟疫之疾。忽听汝河怒吼，怪风旋起。瘟魔走上岸来，穿过村庄，走千家串万户也不见一个人，忽然抬头见人们都在高高的山上欢聚。它窜到山下，只觉得酒气刺鼻，茱萸冲肺，不敢近前。随后恒景杀死了瘟魔，汝河两岸的百姓再也不受瘟魔的侵害了。从此以后，九月九登高避祸、桓景剑刺瘟魔的事，父传子，子传孙，一直传到现在。从那时起，人们就过起了重阳节，有了重九登高、佩戴茱萸、喝菊花酒的风俗。

（二）登高解乏

有关重阳节习俗的传说，其中虽然带有迷信色彩，但也不缺乏养生之道。按照节气来说，重阳节时已经接近晚秋，天气凉爽，空气也越发的清新凉爽，此时比较适合登高远眺，爬爬山、望望风景可使人心旷神怡。就拿首都北京来

传统中医理论

说，重阳前后，西山的黄栌一片绯红，形成了一道美丽的风景线，漫山遍野披上了一层红妆，宛如新人穿上了嫁衣，别有风情，所以如今重阳节登西山看红叶已经成为北京人不可缺少的活动之一，也可以说是首都人们对重阳节登高习俗最好的继承。值得注意的是，登高的时候也是很讲究登山姿势的。譬如说上山的时候，身体重心应放低，尽量前移，步伐不要太大，这样可以保证落脚点近些，身体容易保持平稳。如果碰到了坡度稍微陡峭的山路，要注意尽量抬高膝盖，身体尽量前倾，这样即使摔倒也只是向前趴而不是后仰，比较安全。而下山的时候正好相反，身体应该稍向后仰一些，步伐当然要尽量平缓。俗话说得好，"上山容易下山难"，所以，下山的时候一定要注意力集中，防止滑倒、扭伤等意外。无论是上山还是下山都应做到"走路不观景，观景不走路"。另外，登高运动一定要做到量力而行，因为体力和能量消耗就大，高处又氧气不足，所以一定要掌握好运动量。中途感到体力不足要休息的时候，不要一下子就坐下来，而是慢慢地做一些简单的动作，耸耸肩、左右摆头、扭扭腰……这样有助于消除疲乏。

（三）菊花酒的药用价值

说完了登高，再来说说喝菊花酒。重阳节正是一年的金秋时节，菊花盛开，故称为"节花"。菊乃应时的花草，在《初学记》卷二十七中写道："霜降之时，唯此草盛茂。"因此菊被古人视为"候时之草"。秋风瑟瑟，百花凋零，唯有菊花凌霜开放，菊之独特品性使其成为生命力的象征。秋风的阴冷和菊花的艳丽形成了鲜明的对比，菊花被赋予了不寻常的文化意义，它在仙道眼中是"延寿客""不老草"，因此饮菊花酒有"长生不老"之意。宋人常以菊花、茱萸泡酒，除比拟菊花为"延寿客"之外还命名茱萸为"辟邪翁"，认为可借此二物，"以消阳九之厄"。而九月九日是传统的赏酒节，直到宋

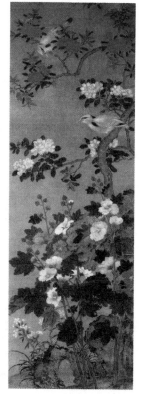

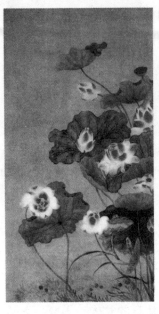

时，重九时节的民俗活动依然是"饮新酒，泛英替菊"，此日所酿的菊花酒被视为延年益寿的长命酒。菊花酒的做法并不复杂，用菊花杂和黍米酿成，据葛洪《西京杂记》载："菊花舒时，并采茎叶，杂黍米酿之，密封置室中，至来年九月九日始熟，就饮焉，故谓之菊花酒。"世上本无长寿仙丹，菊花酒也不可能达到"长生不老"的奇效，但它的确有明目、治昏、降血压、祛风、清热解毒、益阴滋肾、平肝疏肺的药用价值，以及减肥、轻身、补肝气、安肠胃、利血气之效。民谣"九月九，九重阳，菊花做酒满缸香"就形象地展现了重阳酿酒、赏酒的习俗。

（四）重阳糕的营养价值

喝完菊花酒再来尝尝重阳糕吧。重阳糕是重阳节的节令食品，而"糕"与"高"谐音，故它同样是"登高"谐音的民俗表达，以示生长、向上、步步高升等意。重阳糕起源于六朝之末，但早在汉朝时就有记载，只不过那时候不叫糕而称为"糍"或"饵"。重阳节正式形成之后，糕类食品自然称为节令食品，"九月九日佩茱萸，食蓬饵，饮菊花酒，令人长寿"，蓬饵就是后世的蓬糕，也就是重阳糕。重阳糕是用面粉蒸制，以大枣、栗子等为辅料，"蒸出枣糕满店香，依然风雨古重阳"这两句诗可谓形象地描述了重阳糕的特点。制作重阳糕的面粉主要有稻米粉和黍米粉两种，九月黍谷正是成熟之际，人们就以黍米为应时食品。黍在古代是祭祀的佳品，这也就是后世民间在重阳节，以重阳糕荐神祭祖的秋祭习俗渊源，而重阳糕上面的枣、栗等多种装饰物都是中国传统的祈子象征物，它们明确地表示了人们在重阳时节祈求子嗣的愿望。

重阳糕除了外形美观、意义深远之外，其营养及功效也是不可忽略的。黍可谓五谷之长，即现在人们常说的黄米，是重要的粮食作物之一。黄米主要含碳水化合物，还含有蛋白质、粗脂肪、钙、磷、维生素、胡萝卜素等。重阳糕以黄米为主，配以大枣、栗子等补血补气食品，其功效可健脾胃，有消食止泻、益肺益气的功效。同时，重阳糕的主要成分黄米还具有安眠功效，主治阳盛阴虚，失眠症，同时还可滋补强体，可补中益气，补肝肾，疗疮解毒，肺病患者应该多食。而且重阳糕的适用人群比较广，一般人都可食用，尤其适宜于体弱多病、生有疗疮者，但是和其余的节令食品一样，重阳糕不宜长期大量食用，否则容易造成燥热。

（五）茱萸的保健功能

"独在异乡为异客，每逢佳节倍思亲，遥知兄弟登高处，遍插茱萸少一人。"唐代诗人王维在《九月九日忆山东兄弟》中真实地描述了重阳节登高、插茱萸的习俗。民间认为九月九日也是逢凶之日，必有大灾大难，所以也会有一系列的避凶求吉的习俗，就如同端午节为毒日，需要插艾叶等等。重阳节就是以在头上插茱萸、在室内悬挂茱萸来辟邪的，在房前屋后种茱萸，也有"除祸害"之效，在井边种茱萸，茱萸落入井中，水又有去瘟病之效，可见人们对于茱萸是多么的重视。实际上重阳茱萸和端午的艾叶和菖蒲作用差不多，目的之一是除虫防蛀。因为过了重阳节，就是十月小阳春，气温会有一段回暖期，而重阳节之前，秋雨潮湿，秋热犹存，这时候的衣物特别容易发生霉变。这段时间也是桂花盛开的时候，民间称之为"桂花蒸"，所以必须防虫——茱萸有一定的毒性，但不过是小毒而已，可以用来除虫。茱萸还是一

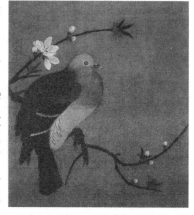

种中草药，又名"越椒"或"艾子"，已经有几十年的入药历史了，我国最早的药物学专著《神农本草经》中，就已经收录了它。不过在中草药里面一共有两种茱萸，一种是吴茱萸，另外一种是山茱萸，它们两个在性味、功能、主治等方面都完全不相同。不过不管是吴茱萸，还是山茱萸，对于我们来说都是有医疗保健作用的。

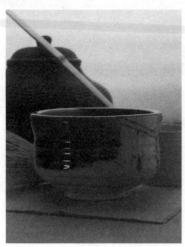

吴茱萸，常绿灌木或小乔木，又名吴萸、茶辣等，属芸香科植物，主要取药于它未成熟的果实，其味辛、苦，性热，有小毒。具有温中、理气、疏肝止痛、燥温之功效，对于脘腹冷痛、呃逆吞酸、呕吐、食积泻痢、高血压、疝痛、经痛、口腔溃疡等疾病确有良效。

山茱萸，落叶乔木，为山茱萸科，中医以果肉入药，其果肉称"萸肉"，俗名"药枣皮"，为传统名贵中药材。性微温，味酸涩。含丰富的矿物元素、氨基酸、多种糖、有机酸、维生素等营养成分和药用成分。有补易肝肾、涩精固脱的功能，主治腰膝酸痛、眩晕耳鸣、遗精滑泻、小便频数、虚汗不止、月经过多、漏下不止等症。近年来，发现山茱萸更有调节免疫力之功效，具有抗衰老、预防老年性痴呆症的作用。

重阳节在古代本来就有祈求健康长寿之意，而这也是老年人最为关心的问题，人只有到了老年之后，才开始重视到健康长寿的重要性。因此重阳节旨趣逐渐向老年人集中。到了现代，老龄化问题已经是社会的主要问题，所以民间也把重阳节称为"老人节"或者"敬老节"。重阳节的习俗，无论食品重阳糕还是佩戴的茱萸、饮用的菊花酒，都有着对身体健康有益的因素，所以我们要学会运用这些因素，让重阳节真正成为"长寿节"而不是"老人节"。

七、腊八节的食疗保健

（一）腊八节的起源

东北有句方言："腊七，腊八，冻掉下巴。"这里面的"腊"指的是"腊月"，而腊八节顾名思义也就是腊月初八，即农历十二月初八。可是为什么用"腊月"来代表"农历十二月"呢？此渊源应追述到上古时代，我国百姓自古以来大都是以农业为生计，为了一年的风调雨顺，农产品丰收，先民每年都会用捕获的猎物举行春、夏、秋、冬四次大祀，祭祀祖先和保佑人们安居乐业的天地神灵，是农耕文化的重要节庆。其中冬祀是四大祭祀之中规模最大的一个，也最为隆重，最初冬祀分为两个祭祀：蜡祭和腊祭。蜡祭主要是对帮助农业丰收的八位农神的祭祀，所以一般在野外举行，《郊特牲》之中记载说："蜡也者，索也，岁十二月，合祭万物而索飨之也。"而腊祭主要祭祀的是先祖和五祀，《白虎通》卷一云："五祀者，何谓也？谓门、户、井、灶、中溜也。"也就是我们常说的门神、户神、井神、灶神、宅神，可见腊祭主要是祭祀祖先和祈祷来年的丰收。祭祀仪式结束以后，古人要进行宴乡活动，用新产的黍糜作粥，大伙儿聚餐，欢度佳节。随着年代的变化，朝代的更换，冬祀的名称也各自有了差异。《风俗通》说："夏曰嘉平，殷曰清祀，周曰大蜡，汉改曰腊。腊者，猎也，田猎取兽祭先祖也。"但因都在十二月举行，故称该月为腊月，并且将举行冬祀这日称为"腊日"。当时腊日并不是固定为哪一天，《说文》载："冬至后三戌日腊祭百神。"可见，当时人们习惯将冬至后第三个戌日称为"腊日"，并没有固定的几月几日，也没有腊八粥，只是用来冬祀。而为何定为初八，说法也不一，一种说法是由于佛教的介入，腊日才固定为农历十二月初八——相传释伽牟尼成佛之前，曾绝欲苦行，饿昏倒地。一牧羊女以

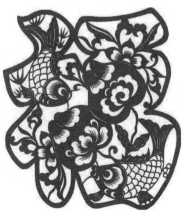

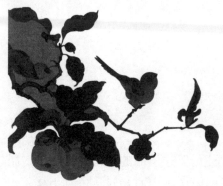

杂粮掺以野果，用清泉煮粥将其救醒。释迦牟尼在菩提树下苦思，终在十二月八日得道成佛。从此佛门定此日为"佛成道日"，诵经纪念，自此相沿成俗。二是《郊特牲》中记载的"天子大蜡八"的说法，即初八为大蜡传统日期，所以民间就流传了腊月初八为腊日的说法，也就是现在的腊八节。

腊八节最主要的习俗是熬煮、品尝、赠送腊八粥，在腊八那天，喝上一碗香甜可口的腊八粥，预示着来年的日子红红火火。

腊八节喝腊八粥的历史，距今已有一千多年了，最早的记载始于宋朝，到了清朝，喝腊八粥的习俗更是盛行，皇帝大臣们都应在腊八节那天赐予下人腊八粥喝，还要向寺院发放米以供僧侣食用。

（二）腊八粥里的食疗科学

1. 腊八粥的由来

关于此粥的由来民间流传着许多故事，不过流传最普遍的则是和佛教有关的传说。

相传"腊八粥"是由"弥勒笑佛"创始的。在苏州西园罗汉堂，迎门有一尊手执红布袋、挺着大肚皮、笑咪咪的和尚塑像，便是此佛，由于其手执红布袋，也被世人称为"布袋和尚"。据说，很久以前，有个从天台山国庆寺来的和尚投奔到苏州西园戒幢律寺，名叫阿二。老当家看其人身材结实，为人说话诚实可靠，就留他在斋堂做了一名"火头僧"。阿二干活勤快，持家勤俭，每次只要发现稻穗头就会捡起，剥去谷壳，然后放在乾坤袋里。每次在刷洗饭碗的时候，也都会把剩下的饭粒挑出，晒干，然后装入乾坤袋里。平常在地头上拾到一粒豆也要放到袋子里，这样日复一日，袋子里面的五谷杂粮少说也有两石。每年的农历十二月初八是佛祖释迦牟尼得道之日，因此寺庙里面的饭菜式样会有所调整。当年按理说也应如此，不过管粮的和尚忘了开仓放粮，眼看开饭时间马上就要到了，无奈之下，阿二只好把自己乾坤袋里面的五谷杂粮放进锅中蒸煮，没想到味道特别香美。老当家问阿二此是何物，阿二就原原本本地说了出来，老当家听后双掌合十说："善哉!善哉!惜衣有衣，惜食有食，阿二积福，功德无量，真是可敬可佩可贺!"以后寺中规定每年阴历十二月初八都要烧这种粥吃，以此纪念阿二和尚的惜食行为，这种粥就是以后的"腊八粥"。

2.腊八粥的做法

民间传统中，腊八粥一般都是由八种当年收获的新鲜粮食为主料，配以八种辅料混合在一起蒸煮而成，意喻吉利。主料以米类和豆类为主，有大米、小米、黄米、粳米、江米、稗米、小麦、燕麦、玉米、高粱等等，按照自己的口味挑选。豆类有红豆、绿豆、豇豆、扁豆、豌豆、蚕豆及各色莲豆等等。而辅料人们习惯放一些核桃仁、栗子、瓜子、花生、松子等等。根据区域不同，用料和制作方法也是不一样的，天津人煮腊八粥与北京有些相似，习惯用莲子、百合、薏仁、大麦仁、桂圆肉、龙眼肉等一些高档补品。山西的腊八粥以小米为主，附加绿豆、小枣、小豆还有黄米、大米、江米等蒸煮而成。陕北高原做腊八粥的时候，除了用多种米和豆类之外，还加入很多的干果、豆腐和肉。浙江人爱用胡桃仁、松子仁等，煮出来的粥特别的香甜。四川人煮的腊八粥可谓五花八门，什么口味的都有，有甜、有咸，还有辣味的。各地的腊八粥堪称是风味各异，不过不管怎么变化，基本上有两个原则是不变的：第一，一定是粥;第二，所有的材料一定和数字八有关。

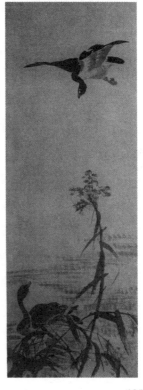

在中国传统习俗的节令食品中，腊八粥的做法是变化最多的，不过人们在做腊八粥的时候基本上用的材料都是米、豆类、坚果类，其中有很多都是有美好寓意的，比如说桂圆取其富贵团圆;百合取其百事和睦;莲子、红枣和花生取其恩爱连心、早生贵子;核桃取其和和美美;栗子取其大吉大利。看似有些俗气，但其实也还是比较符合中医食疗理论的。

医疗保健与传统节日

3. 中医看腊八粥

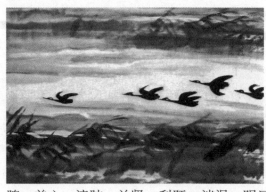

腊八粥里也包涵了中国人的食疗科学。在干燥寒冷的冬季吃上一碗热气腾腾的腊八粥，既可口又营养。清代营养学家曹燕山撰的《粥谱》就称腊八粥能调理营养，易于吸收，是食疗佳品，有和胃、补脾、养心、清肺、益肾、利肝、消渴、明目、通便、安神的作用。下面说说腊八粥几大成分的保健作用：

谷类：大米、糯米、燕麦和薏米补中益气。大米含蛋白质、脂肪、碳水化合物、钙、磷、铁等成分，具有补中益气、养脾胃、和五脏、除烦止渴、益精等功用。糯米具有温脾益气的作用，适于脾胃功能低下者食用，对于虚寒泻痢、虚烦口渴、小便不利等有一定辅助治疗作用。中医认为薏米具有健脾、补肺、清热、渗湿的功能，经常食用对慢性肠炎、消化不良等症也有良效。富含膳食纤维的薏米有预防高血脂、高血压、中风及心血管疾病的功效。黑米含有多种维生素和锌、铁、硒等营养物质。中医认为，黑米能滋阴益肾，明目活血。燕麦具有降低血中胆固醇浓度的作用，食用燕麦后可减慢血糖值的上升，在碳水化合物食品中添加燕麦后可抑制血糖值上升，因此糖尿病以及糖尿病合并心血管疾病的患者在做粥的时候，不妨在里边加些燕麦。

豆类：黄豆、赤小豆等，使粥中的蛋白互补。黄豆含蛋白质、脂肪、碳水化合物、粗纤维、钙、磷、铁、胡萝卜素、硫胺素、核黄素、尼克酸等，营养十分丰富，并且具有降低血中胆固醇、预防心血管病、抑制多种恶性肿瘤、预防骨质疏松等多种保健功能。赤小豆含蛋白质、脂肪、碳水化合物、粗纤维、钙、磷、铁、硫胺素、核黄素、尼克酸等，具有健脾去燥、利水消肿之功，对于脾虚腹泻以及水肿有一定的辅助治疗作用。黑豆蛋白质含量高，质量好，还含有丰富的不饱和脂肪酸和钙、铁、胡萝卜素及B族维生素。绿豆则对高血压有辅疗的功效。

干果：花生、核桃等膳食纤维含量也较高。花生有"长生果"的美称，具有润肺、和胃、止咳、利尿、下乳等多种功能。核桃仁具有补肾纳气、益智健

传统中医理论

脑、强筋壮骨的作用，还能够增进食欲、乌须生发，核桃仁中所含的维生素 E 更是医药学界公认的抗衰老药物。莲子可补气健脾。何首乌、枸杞子具有延年益寿的作用，对血脂也有辅助的调节作用，是老年人的食疗佳品。枣也是一种益气养血、健脾的食疗佳品，对脾胃虚弱、血虚萎黄和肺虚咳嗽等症有一定疗效。松子仁能滋润心肺、通调大肠。栗子能补肾益气、治腰酸腿软。

其实，抛开前边说的这些，不说腊八粥，平时多喝点粥对我们的身体健康也是大有裨益的。腊八粥的各种配料一年四季哪都有，且易于人体吸收、老少皆宜，所以它也可以作为日常营养配餐和调剂饮食生活的一道美食，尤其适合年老体弱或病愈后脾胃虚弱者食用。大家也可根据自己的饮食习惯以及身体状况各取所需，熬煮各种各样的营养粥食用。

薏米粥适合预防高血压，有高血压的人可以在粥里加点白萝卜、芹菜。龙眼肉、酸枣仁会起到很好的养心安神的作用，对失眠的人很有帮助。粥里的栗子能补肾益气，所以肾亏的人应该多吃。

糖尿病患者的注意事项略多一些：燕麦粥能降低胆固醇浓度。许多研究已证实富含膳食纤维的食物可降低血糖，特别是燕麦、大麦和一些豆类所含的可溶性纤维，可在胃内形成黏稠物质，影响葡萄糖的吸收和利用，不会导致餐后血糖突然上升。即便是含淀粉较多的栗子、莲子、茨实的膳食纤维含量也都在 1.2%-3% 之间，其血糖生成指数也远比精制的米面低。

（三）腊八蒜不辣还健康

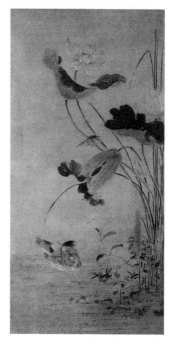

腊八节除了喝腊八粥之外，在东北还有一个重要的习俗，那就是泡腊八蒜。做法很简单，就是将剥了皮的蒜瓣儿放在一个盛满了米醋的坛子当中，将蒜浸泡，封口，然后存放到一个比较冷的地方。等到大年初一吃饺子的时候就可以打开吃了。

腊八蒜的由来还有个故事。据腊八蒜的蒜字，和"算"字同音，每年接近年关，各家商号要在这

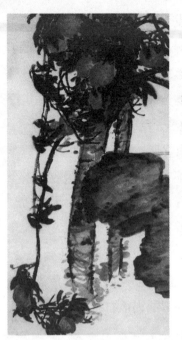

天把这一年的收支算出来，可以看出盈亏，其中包括外欠和外债，都要在这天算清楚。但是快要过年了，中国人总讲个面子和彩头，总不能恶狠狠地敲开人家的大门，冲人家大喊："欠债还钱。"于是收债的就会泡上一些腊八蒜送人，以提醒欠债的人该还钱了。欠债的收到了自然心照不宣：年关了，一年的债务该清算清算了。北京有句老话说："腊八粥、腊八蒜，放账的送信儿，欠债的还钱。"把腊八蒜当做催债提示，倒也算是难得的苦心。所以，在腊月初七这天大家干得最多的一件事就是剥蒜皮。腊八蒜由此得来。

腊八蒜在营养保健方面也有其独特的地方。蒜中含有的一种叫"硫化丙烯"的辣素，杀菌能力很强，对病原菌和寄生虫都有良好的杀灭作用，可以起到预防流感、防止伤口感染，治疗感染性疾病和驱虫的功效。蒜能保护肝脏，激发肝细胞脱毒酶的活性，阻断亚硝胺致癌物质的合成，从而预防癌症的发生，大蒜本身属辛热食物，吃多了容易上肝火，但腊八蒜经过了醋的浸泡之后，不仅蒜的辣味减轻，其辛热之性也可以得到缓和，因此，即使是阴虚火旺的人，也可以吃一些。腊八蒜最好和含脂肪较多的肉类食物同食，可以去除油腻，促进人体的消化、吸收。它的抗氧化活性优于人参，常食能延缓衰老，经常接触铅或有铅中毒倾向的人食用，能有效地防止铅中毒。另外，腊八蒜还具有避毒的功效，可消除人身上的红肿。

腊八蒜本为大年三十吃饺子准备的，俗话说得好："过了腊八就是年。"腊八节向在腊月盼望年的人们传递了进入年关的信号，腊八一过，春节的序幕也该拉开了。中国的传统节日是以农历为纪年方式的，按照一年四季周而复始的循环出现。每个节日都在不同的节气，富有不同的民俗，蕴含了不同的意义，每个节日中的传统民俗也都蕴含着一定的医疗保健作用。了解传统节日，继承传统习俗，掌握其中的医疗保健元素，可以让我快乐过节，健康过节。